U0233111

The Sleep Fix

睡眠修复

解决疲劳困扰的新科学

[美] 戴安·马赛多 著
(Diane Macedo)

李泽晖 译

Practical, Proven, and Surprising Solutions for Insomnia,
Snoring, Shift Work, and More

中国出版集团
中译出版社

图书在版编目（CIP）数据

　　睡眠修复：解决疲劳困扰的新科学 ／（美）戴安·
马赛多著；李泽晖译. --北京：中译出版社，2023.7（2024.11重印）
书名原文：THE SLEEP FIX: Practical, Proven,
and Surprising Solutions for Insomnia, Snoring,
Shift Work, and More
　　ISBN 978-7-5001-7434-9

　　I.①睡… II.①戴… ②李… III.①睡眠障碍—诊
疗 IV.①R749.7

　　中国国家版本馆CIP数据核字（2023）第103450号

著作权合同登记号：图字01-2022-6598

睡眠修复：解决疲劳困扰的新科学

SHUIMIAN XIUFU：JIEJUE PILAO KUNRAO DE XINKEXUE

出版发行：中译出版社
地　　址：北京市西城区新街口外大街28号普天德胜大厦主楼4层
电　　话：（010）68359101　　（010）68359287
邮　　编：100088
电子邮箱：book@ctph.com.cn
网　　址：http://www.ctph.com.cn

责任编辑：于建军
文字编辑：李佩洋
封面设计：末末美书
营销编辑：李佩洋

排　　版：北京中文天地文化艺术有限公司
印　　刷：北京盛通印刷股份有限公司
经　　销：新华书店

规　　格：710mm×1000mm　1/16
印　　张：20.5
字　　数：300千字
版　　次：2023年7月第1版
印　　次：2024年11月第3次

ISBN 978-7-5001-7434-9　　　　　　定价：68.00元

此书献给维克多

———————— 我的表亲 ————————

我日夜思念之人

作者序

> 本书无法代替睡眠方面的专业帮助。如果已经有医生或专家为您诊治，请坚持就医。除一般用处外，借助本书，您可以在咨询专业人士时提出更深入的问题，或者指出一些他们可能无意中漏掉的参考选项。
>
> 如果您尚未因睡眠问题就医，希望本书能为您最终摆脱烦恼助一臂之力。但是，在实践本书中的任何干预性手段前，请您务必咨询自己的医生。本书仅供参考。

引言

自打记事起，我的睡眠情况就是一团乱麻，甚至在我能记事之前就已如此。母亲忆及往事时经常提到，我小时候的睡眠有多糟糕。每天晚上我都会被自己乳牙萌出导致的阵阵咳嗽闹醒，两个小时后才能再次入眠。

晚上睡得这么少，按理说白天我需要多睡一会儿。结果恰恰相反，母亲说："你天生就是不喜欢白天打盹儿的宝宝，白天睡得特别少，但你依然健康快乐地成长着。"

在这方面我和我的姐姐弟弟们截然相反，他们的睡眠状况一直很好。母亲说，即使这样她也从未担心过这一点。鉴于我性格开朗、身体特棒，很显然我只是不需要那么多睡眠时间而已。

到了上学的年纪，我也依然是这样。当其他人都在午休时，我却毫无睡意，总在琢磨得躺多久才能起床。同时，母亲还注意到了我的另一个习惯——即便在早早上床后，我的入眠时间也还是比其他孩子更晚。

读高中、大学时，我把熬夜当作自己的特长。正因如此，在需要突击备考和狂写论文时，我能够一直学到凌晨时分，并且在深夜兼职去当服务员、酒保、歌手时，我也感到很轻松。最近我联系了大学时的舍友艾米，问她：大学时我有没有抱怨过太困太累。她回答道："从来没有过！你简直像个机器人。"这样的状态持续到我开始做凌晨新闻的工作后，我发现我这台机器人开始散架了。

在福克斯商业网工作时，我每天定凌晨 3:00 的闹钟起床。清醒后，迎接我的是一阵接一阵的胃酸倒流。后来跳槽到哥伦比亚广播公司纽约分部后，我的起床时间则变成了凌晨 1:30，这下子我的身体彻底乱了套。而问题的关键在于，不论几点上床，我都没法在晚上 10:00 或 11:00 之前入睡。这样导致我每天只能睡 3 小时 30 分钟，整天浑浑噩噩，满脑子想的都是回去睡觉。到下午 4:00 终于回到家时，我却又无法入眠了。经过一段时间的恶性循环后，我连在"正常"时间睡觉都做不到了。有时，我一连几天都没法入睡，即便不用凌晨上班也是这样。

终于，我去看了家庭医生，开了安必恩（Ambien，安必恩，一种安眠药。——译者注）。医生嘱咐我，如果连续失眠几夜，最好要吃上几片。虽然我对安眠药很抗拒，但我当时已经绝望了，所以也同意试试，并随之开启了另一种复杂的局面。

于我而言，安必恩有如魔药。只要吃下小小半片，不到半个小时我就会像被下咒一样昏昏睡去。日头高挂，我照睡不误；隔壁就是超级碗节目，我同样不省人事；瘫在世界上最难受的飞机座位里，我也能呼呼大睡。特别是，跳槽到美国广播公司上夜班后，我越来越依赖这种药了。

在《环球时闻》和《美国今晨》做主持人大概是我能得到的最满意的工作了。但这却让我无比崩溃，原因并非你能想到的那些。从晚上 10:00 工作到早晨 6:00 对我来说完全不在话下，就好像尽兴地熬了一次大夜。我们都明白，这正是我的专长。

但当我正式开始在《早安美国》节目工作时，时间从上午 6:00 改到了上午 9:00。突然之间，从早晨补觉变成了在正午小憩，想想小时候在白天睡觉的状况，我现在的惨状也就可想而知了。

回家补觉时，我入睡越来越困难；一旦睡眠时间受到一点点干扰（比如日间录制），我就彻底睡不着了。我平时睡眠本就只有 5 个小时，已经很少了，后来更是减少到一两个小时，即便我有多至 12 个小时躺在床上，也于事无补。

如今困扰我的不仅仅是入睡困难，还包括难以久睡。情况好的时候，我中途会醒来几次，而糟糕的时候，我只会醒来一次——因为之后就再也睡不着了。

可能并非巧合，与这一切同步发生的，是关于睡眠的社会文化开始转变。阿里安娜·赫芬顿的《睡眠革命》①横空出世，关于睡眠的讨论开始发生变化。睡觉不再意味着麻烦或作为懒惰的标志，反而成为珍惜、尊重甚至推崇的对象。而后，马修·沃克的《我们为什么睡觉》也随之问世，越来越多的理念被构筑起来：如果每天睡不够"建议的八小时"，你基本就完蛋了。

这样的理念我越听越忧心。回顾成年后的生活，我没有一天晚上睡够八个小时！反而我越是努力想要睡着，我的睡眠时间就越少。由于担心失眠对我的身体健康造成危害，我把吃安必恩的频率从偶尔吃一次上升到了一周两次。

大多数时候，疼痛无处不在。我在镜头前努力保持着自己的状态，但其实我的眼睛干涩酸痛；烧心的感觉从未消失，而且好像要传遍全身；脑子迷糊又迟钝，无法集中注意力；并且内心莫名的焦躁亢奋，思绪全在脑海里飞速走马灯，心跳也跟着快了起来。在服用了安必恩的那两天，我稍微睡得久一点，原本糟糕透顶的身体状况也变得可以忍受了。这样每周两次的"小憩"就成了我最大的盼头。

直到有一天，这种奇迹结束了。我如常服下半片安必恩，上了床，但却无事发生。我又开始睡不着了。在再次服用安必恩前，我间隔了一两周。结果还是一样，药片没有起任何作用。我的医生说，鉴于我之前一直在服用最低剂量，不妨吃一整片安必恩试试。我意识到，自己已经对安眠药产生了耐药性，甚至有可能是依赖性。这样的想法点醒了我。我才认识到，服用安眠药对我来

---

① 译注：该书原名"The Sleep Revolution"。

说不是一个长期有效的办法，所以我下定决心，另寻良策。

我开始大量阅读和睡眠相关的信息，尝试了大量不同的偏方——从茶叶、精油到睡眠卫生，还有远离屏幕的入睡流程，但好像我的睡眠反而变得更糟糕了。

同时我也读到了很多让人失去斗志的信息。假如我想睡得好，不说其他，最基础的就是要：

- 戒掉不健康食物
- 戒掉酒精饮料
- 戒掉咖啡因
- 按照自身生物钟规律入眠——也就是说，我得辞职
- 睡觉时手机放在卧室外——也就是说，要换个新职业，因为在新闻行业工作，手机必须得随时在线

重要的是，我热爱着我的工作，也热爱美食，酒精饮料（适量的情况下）更是我的快乐源泉。为了睡得好，要把这些通通戒掉？否则就要终身忍受失眠的苦无法解脱？我实在不愿接受这样的情况。

我是一名记者，我的乐趣就是找到世上所有疑难问题的答案。同时我也是一个经验老道的自制玩家和攻略生活家，乐于分析各种问题并找到生活中隐藏的实用对策。有了这些能力，再加上睡眠专家的指导，我完成了看似不可能的任务：除了对光线、声音、温度都十分敏感，睡得很浅，又是夜猫子，还有至少两种不一样的失眠症状……慢慢地我的睡眠时长开始达到一整晚了。

我在《环球时闻》和《美国今晨》上讲述了自己的故事后，不少观众、友人、同事都来向我咨询他们的睡眠问题，让人应接不暇。现在我很清楚：每个人都会有睡眠障碍，这一点无关你上白班还是晚班，是富裕或是贫寒，出名或是无名，光鲜或是窘迫，完美或是有缺。

不是所有人都觉得自己的问题严重到了需要去看医生，但即便是现在待在

家里，你也有非常多的办法可以提高自己的睡眠质量。

从我开始寻觅改善睡眠的办法以来，生活发生了诸多变化——包括工作时间表的变更，又一个孩子的降生，以及疫情带来的新常态等。但有一件事没有改变：我现在仍然十分满意自己的睡眠质量。虽然这并不等于说每晚的睡眠都很完美，但现在如果我睡得不够多，往往是因为我自己选择用这段时间干点别的事，而不是因为我无法入眠。如果前一天晚上我没睡好，我能清楚地知道怎么做就能让自己的睡眠回归正轨。

我写这本书正是希望能把这些本领传授给你们每一个人，不仅仅是讲述一系列即刻见效的方案，更是要阐明这些办法背后的原理。正是凭借对这些原理的领会，我能够不断调整方法来解决睡眠问题，在不完美的生活中逃出生天。

现在我达到了心中美好睡眠的样子，也希望这本书能帮助你获得你所期待的、更好的睡眠。

如何使用本书

阅读本书最好的方法是按照目录循序渐进，但如果你想要跳读某些章节，请先读完第一章，将其作为下一步阅读的导览。

之所以这样建议，原因有二：

1. 不同的睡眠问题极易混淆，而它们所需的解决办法也各不相同，找对问题再对症下药无疑是非常必要的。

2. 本书中（尤其是后半部分）所提供的方案，对于提升总体睡眠质量都有着不错的效果，但要解决睡眠障碍问题时则成效甚微。在搞清楚问题的深层原因前就试用这些工具，可能会让你感到挫败；颇为讽刺的是，这可能会加重或导致失眠问题的发生。相信我，我就是前车之鉴。

如果读完第一章后，你确信自己的问题属于失眠，那么请浏览第三章了解几种少有人知的失眠诱因，如条件性觉醒失眠症。

如果你怀疑自己所患的就是条件性觉醒失眠症，请通读第二部分的全部内容，然后再阅读其他部分。这些章节不仅有助于解决您的这类问题，还是战胜失眠的重要步骤，并且其中的知识是你有可能从本章以及其他章节中获益到的。

如果你没怎么听说过条件性觉醒失眠症，我可以再多解释一下，这种症状说明你的失眠还在早期阶段，或者失眠并不是你诸多睡眠问题的根本原因。本书其余部分介绍了其他潜在诱因及对策。

同时，要注意本书内容非常广泛，加入了睡眠科学多个不同领域的专家见解。本书优先编排已公认效果最佳的内容，方便读者选定从何读起，不过需要牢记：书中的建议你不必全部采纳，更不必苛求完美。

除开科学角度，我还有哪些建议呢？在不违背上述建议的前提下，请随意选择任何看起来最简单或最有效的方法，并开始践行之。就比如说我，作为一个无法饿着肚子入睡的美食爱好者，任何需要节食的助眠工具对我来说都不会是最好的开始。但一些增加光线照射时间的办法对我来说就非常可行，考虑到我要通宵工作，我觉得这些办法会尤其有用。很显然，我猜对了。

这一点之所以重要，是因为睡眠障碍最让人害怕的其中一个原因就是这些问题会自我恶化，在这一过程中产生更多睡眠上的问题，让人感觉仿佛在坠入一个无底的黑洞，无处可逃。同理，这一过程反过来也有着同样的特点。有时，只要找到一个开始的契机，或者说千头万绪中的一个线头，就能将整个趋势转向相反的方向，睡眠有一点点改善就会带来更多更大的改善。

那么，让我们开始改变吧。

睡眠修复

目录 | Contents

01　基本概念

02　睡眠驱动力与觉醒

03　昼夜节律与作息安排的较量

04　睡眠习惯

睡眠环境

第一部分

基本概念

每天有两种系统驱使着我们从梦中醒来，又再次进入梦乡，即睡眠驱动力和昼夜节律。

- 睡眠驱动力（如图 1-1）就像饥饿感一样。我们越长时间不吃东西，就越觉得饥饿。同样的，我们清醒的时间越长，积累的睡眠驱动力就越强，一定时间后我们也就觉得越困。然后，就像吃东西会驱散饥饿感一样，睡觉会减弱睡眠驱动力。当我们再次醒来时，这整个过程就又会重来一遍。

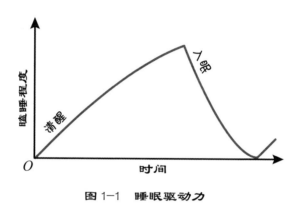

图 1-1 睡眠驱动力

- 昼夜节律（如图 1-2）与前者不同，它像是一个内置时钟，不管我们是否睡觉，都会在一天中的特定时间向身体发送唤醒信号。

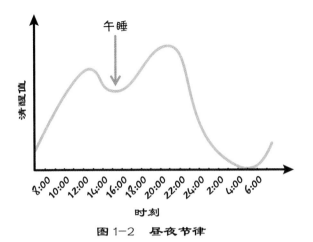

图 1-2　昼夜节律

如果你现在正饱受睡眠困扰，说明你的上述两种系统至少有一个受到了干扰。

要纠正睡眠问题，第一步就是先找出你的干扰源是什么。

第一章

识别不同问题

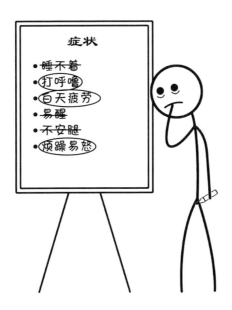

　　尝试一大堆并不对症的解决方案其实是毫无意义的。特别是人们被误诊误治乃至根本没得到治疗的情况究竟有多常见，可能会让你大吃一惊。

　　出现这种情况的原因之一，在于各种睡眠障碍并不一定会表现出它们最典型的症状。如果没有知识渊博的睡眠专家帮助，很多患者有时甚至包括接诊他们的医生，都会认为他们所患的是另一种不同的睡眠病症，或者干脆断定为没有失眠问题。

人们也容易认为只要睡不好，就一定是失眠。从一些研究发现，大多数真正患有失眠的人并没有寻求专业帮助。这就意味着有一大批患者并不知晓失眠是可被医治的，或者错失了发现他们所患并非失眠症的机会。

你所忍受的睡眠问题很有可能不止一种。如果只有一种问题得到治疗，你还会继续备受困扰。

当然，查明病因最好的方法就是去找睡眠专家，不过也可以在家里做一些事情来缩小判断范围。本章旨在提供一个简洁的概括，介绍几种最常见的睡眠障碍问题以及辅助工具，以便你在睡眠不佳时初步明确自己遇到的是哪一类问题。

失眠

失眠可谓是世界上最常见的睡眠障碍问题了，而且是人们最容易误解的一种。就连睡眠专家也没法就失眠的确切定义达成共识。有时它被算作一种症状，有时又被作为一种失调，每一本书都会给你不同的解读。

在本书中，我将失眠定义为，在拥有充足睡眠机会的前提下，出现的一种原因未明的入睡困难或久睡困难，并且对身体造成了损害的情况。

你是否曾因前一晚毫无缘由的彻夜无眠或梦中易醒而感觉状态糟糕？准备入睡，可就是停止不了胡思乱想？出现这种状况，就说明你失眠了。

下一个问题是，你受此困扰多久了？如果你只是偶尔这样，那这个完全正常，不需要任何专门手段介入。但如果你经常会失眠，想要解决问题可以遵循如下几个步骤。

鉴于失眠是一个如此难以对付的敌人，本书将用大量篇幅讨论失眠为何发生，又该如何修复。不过，即使你确信自己所患的是失眠无疑，还是请你读完这一章。失眠尤其容易被与其他睡眠问题搞混，也经常和这些问题同时发生。我们需要确保你找对了问题所在，并且从整体上解决问题。

昼夜节律紊乱

昼夜节律紊乱是一个时间问题。如果我们时常在身体本来要醒来的时候试图睡觉，就会发生这样的问题。但是，要区分昼夜节律紊乱和失眠却比较棘手，因为它们的症状表现一模一样：你会难以入睡或久睡，同时又找不到任何症状能指向其他毛病。

实际上，就连医生也会经常把这两种问题搞混。2017 年由哈佛医学院斯蒂芬·洛克利博士完成的一项研究发现，有 10%～22% 被确诊为慢性失眠症的患者事实上所患的都是昼夜节律紊乱。

这也就是定义失眠症的另一个麻烦之处。有些睡眠专家将昼夜节律紊乱视作失眠症的一种类型，也有其他专家跟我说，它们其实是两种完全独立的病症。为求清晰简洁，本书将采纳后一种说法，毕竟这两种问题有着各自不同的病因和解决办法。

分辨它们最简单的办法就是，当昼夜节律紊乱的患者能够有机会自由安排入睡时间时，他们是能够好好睡上一晚的。比如说，如果你在工作日有入睡难、起床难的困扰，但在周末能熬夜并且晚起时却可以睡得不错，那么你的睡眠困扰很可能来自昼夜节律紊乱，而非失眠症。

就像对待失眠症一样，在家里也可以有很多针对性解决昼夜节律紊乱的办法，有的方法就像按时戴墨镜一样简单易行。如果你认为自己可能是有昼夜节律紊乱，请务必查阅本书第三部分。

话说回来，同时患有昼夜节律紊乱和失眠症也是非常有可能的，就比如说我自己。对于我们这类人来说，就需要把两个问题都治好了。本书第二、三部分对此会很有帮助。

睡眠呼吸暂停／睡眠呼吸障碍

睡眠呼吸暂停是另一种常见但往往得不到足够重视的睡眠障碍问题。它其实应该叫作"睡眠窒息症"，这基本上就是很多人的身体正在经历的事情。这类患者会在睡梦中反复停止呼吸，每次至少十秒，每小时最多会发生一百次！想象一下，有人在你努力入睡时，不停地拿枕头闷在你脸上，或者让你呼吸困难持续一整晚，那么你大概会把这件事当作头等大事并且马上求助了。当身体因呼吸暂停而憋醒，又重新吸气后，这些被惊醒的瞬间实在是太过短暂，以至于你都不会留下任何印象。尽管这一问题非常严重，但许多患者甚至都还不知道他们有这种问题。

就拿我父亲来说，如果不是我母亲催着他做了一次睡眠测试，他大概现在还不知道自己会被确诊为睡眠呼吸暂停患者。"我以为自己睡了一整夜……但我醒来还是困。"他这样跟我说。在整个白天，歇着不动的时候，父亲甚至会感到无比地想打瞌睡。"我得给自己找点别的事做做，让身体动起来，这样我才不会睡着。"他说。

现在父亲说，持续气道正压呼吸机是"天赐之物"，只要一打开机器用上，他就感觉好极了。他形容了一下这种感觉，就好像当你头疼难耐时，吃了颗药就马上不疼了。

在父亲开始接受这类治疗后，他的精神状态和情绪的高涨是周围每个人都能明显感受到的，而我也为他、为我们家感到无比的高兴。但是，他同时还患有心脏病和高血压，去年有一场险些要命的中风就是因此而起，我不知道这些毛病有多少是与这些年来受睡眠呼吸暂停所困，又得不到治疗有关。因为这种呼吸中止不仅仅是打断了你的睡眠，同时也会导致血氧浓度骤降。梅奥医学中心发现，这些问题会增加一系列风险，如患上高血压、反复心脏病发作、中风，甚至因心律不齐而猝死。同时睡眠呼吸暂停也会加大患 2 型糖尿病、代谢综合征、肝脏问题，以及发生车祸和工作场所意外的风险。

亚当·阿姆杜尔是美国睡眠呼吸暂停协会主席。他也跟我说，他坚信导致他父亲过世的心脏病和早发性失智症都是由睡眠呼吸暂停引起的。"我父亲 38 岁时就做了 3 个支架，那时我才 6 个月大。"他跟我说。

亚当自己也有睡眠问题，但一直找不准病因。"我的微积分从小就很好，经常拿 A，但是课堂得分却总是 C，因为我总是太困了，常常写不完作业。我做了很多观影计划，也全都没看完……27 岁跟哥们去迈阿密的时候我竟然困到在驾驶座上睡了过去，当时我们正开车穿过一个加油站。"他说。

在那次车祸后，亚当去看了一个又一个医生，想要找出自己是哪里不对劲。"但他们只会说你是太年轻了，每个人都觉得我肯定是磕了药或者醉酒了才会这样。多年以后，有一次亚当最好的朋友布莱恩和亚当一家在一起度假，那时布莱恩刚从医学院毕业。亚当描述说："有天下午他看着我在椅子里打着盹睡着了……那天晚上他又听到我的鼾声直穿墙壁。第二天一早，布莱恩直直地看着我身后的母亲，对她说，'我知道亚当是哪里不对劲了，阿姆杜尔太太，我也知道您丈夫是什么情况了。'"

在布莱恩的敦促下，亚当刚一回家就去做了一次睡眠测试。他说，在入睡后 20 分钟内，工作人员就暂停了测试，立刻给他接上了一台持续气道正压呼吸机，这是针对睡眠呼吸暂停的前沿治疗手段。

亚当在次日早晨 5:36 醒来时，感觉自己好像是"被发射到了半空"，飞在了云端。"我当时 35 岁了，而我的大脑好像回到了 10 岁。在这之间的 25 年里，我从未感觉到那么的清爽，那么的精神，那么的通透。"他描述道。

不过他并未止步于此。在注意到他家人的类似症状后，他催着自己的母亲也去做了睡眠呼吸暂停的测试，甚至给两岁的女儿也评估了一下。她们俩都被查出患有这种问题。他说："那时我才明白，这不仅是我一个人的问题，而是整个家族的毛病，而现在是时候向更多的人伸出援手了。"

我父亲和阿姆杜尔一家都患有所谓的阻塞性睡眠呼吸暂停，此类病症中较为常见的一种。在睡眠时气道会被堵塞，通常伴随着打鼾。但与大众所理解的不同，不是每个打鼾的人都有睡眠呼吸暂停，也不是每个此症患者都会打鼾。实际上，还有更为罕见的一种类型，即中枢性睡眠呼吸暂停，它和气道完全没有关系。其发病原因在于，大脑无法向身体发出呼吸指令，这通常是潜在的严重疾病导致的，如心力衰竭。中枢性睡眠呼吸暂停比阻塞性睡眠呼吸暂停更难被确诊，不过好在它也极其罕见，据估计，整个美国只有不到1%的人受此病困扰。

数据显示，美国 33～69 岁的人群中，有 33% 的人群都患有阻塞性睡眠呼吸暂停。在更高龄人群中，这一比例还要更高。这其中有许多人都没有接受应有的治疗。有些人是因为本身不知道还有许多可能性等着他们，因而抗拒治疗。其他人则是像前文所说的一样，压根不知道自己有这种问题。情况尤其突出的是，以下的四种群体：失眠患者、少数族裔、女性和儿童。

睡眠呼吸暂停和失眠症

虽然睡眠呼吸暂停和失眠症全然不同，但科学研究表明，它们之间的联系比人们以前所想的要更紧密。现在有几项研究发现，绝大多数失眠症患者（有 99% 之多！）在半夜醒来都是被睡眠呼吸暂停或其他睡眠呼吸障碍弄醒的。与常规的睡眠呼吸暂停患者会不记得这些短暂唤醒不一样的是，失眠患者会因此进入一种亢奋状态，并且难以再次入睡。这类患者常常会抱怨醒来起夜、思虑繁重、焦虑不已、疲惫不堪，但是大多不会注意到呼吸上的问题。所以他们睡眠呼吸障碍的问题得不到检查、确诊和进一步治疗。他们甚至有可能服用安眠药来缓解失眠，殊不知安眠药反而会加重睡眠呼吸障碍的问题。

少数族裔与睡眠呼吸暂停

睡眠障碍的影响并不区分种族，不过据睡眠基金会称"有显著证据表明，各种睡眠问题带来的影响在不同种族中差异较大。"比如，睡眠呼吸暂停"明显在黑人，尤其是青壮年黑人群体中更为常见，其影响也更大"。在此领域还未得到充分关注的前提下，目前可查阅的数据显示，西班牙裔和美国原住民群体中睡眠呼吸暂停患病率比美国白人群体更高。

也有一些研究发现，少数族裔群体未确诊率更高，故而患有睡眠呼吸暂停却得不到治疗的比例也更高。因此，少数族裔群体不仅是患有此症的概率更高，发现自己患病的概率也很低，导致他们能接受治疗的可能性也更低了。

女性与睡眠呼吸暂停

女性睡眠呼吸暂停患者尤其容易被误诊或得不到任何诊断，其重要原因之一是人们认为此症只会出现在年长超重男性身上。"这是很大的误区，"乔丹·斯特恩博士这样跟我说，"不仅是普罗大众有这个误解，就连医护人员也会有这种误区。"斯特恩是蓝眠打鼾与睡眠呼吸暂停中心的创始人，他表示这个误区影响颇深，以至于他的一些病人会来跟他说，他们的主治医师直截了当地拒绝了他们去做睡眠呼吸暂停测试的请求，仅仅是由于他们年轻、不胖、是女性，或者三种条件集于一身。

他回想起之前一位 66 岁中过风的妇人，他当时判断她如果不接受睡眠呼吸暂停的治疗，有极高可能会发生第二次中风。但尽管对这个问题很担心，她还是没能从自己的神经科医生那儿获得进行睡眠测试的机会。所以她自己找到斯特恩，要求无论如何都要测一测。结果测试显示，她确实患有严重的睡眠呼吸暂停。

阿拉斯加睡眠中心发现，女性表现出的症状通常更轻微，比如鼾声更小和睡眠呼吸暂停时间更短，而男性注意到伴侣睡眠习惯的可能性也更小。因此，如果你的伴侣是男性，他会更难发现你正受睡眠呼吸问题的困扰。可能还有一点也与此有关，研究发现女性患者表现出的症状也与男性不同。后者会出现打鼾、夜间可被观察到的呼吸暂停，白天过度瞌睡的症状，而前者则常常表现出疲惫、入睡困难、头痛、多动腿、焦虑以及抑郁。这些症状更容易被当作其他病症的表现，故而女性患者很难想到要去做睡眠测试。

值得注意的另一点是，睡眠呼吸暂停在妊娠期间和绝经后也更为常见。所以，尽管还有其他影响睡眠的因素，但别忘了考虑睡眠呼吸障碍。也许你能早点摆脱辗转难眠的困境。

儿童与睡眠呼吸暂停

在此症患者中，最不幸的未确诊群体大概就是儿童了。根据《美国骨科协会期刊》2019 年刊出的一项研究，患有睡眠呼吸障碍的儿童占比达到了 15% 之多，其中 90% 都得不到正确诊断，往往会被确诊为患有心理或行为方面的疾病，如多动症。而真正折磨他们的其实是慢性睡眠剥夺。这一点尤其悲哀，因为这些孩子们得到的治疗手段通常就只是切除扁桃体和增殖腺。如果还不管用，他们通常还要戴上正畸扩弓器。然而，在如此关键的成长期，还是有很多孩子在忍受着这种痛苦。

我父亲在大概 10 年前确诊睡眠呼吸暂停，而在此之前，我从来没听说过这种病；而直到我的表亲罗莎告诉我，她当时 5 岁的儿子马可就是患者，我才知道这种病也会发生在孩子身上。"对于他这么小年龄的孩子来说，打鼾实在是太响了。晚上他能一直睡足 10 个小时，可他还是常常觉得困。而且他胃口也不好，只能吃点燕麦片，喝点粥。"罗莎说。

这件事并非难以置信，那个孩子非常瘦。但我所不知道的是他还一直有耳朵和咽喉发炎的问题，为了治病，大夫给他开的抗生素越来越猛。

事情终于出现了转机，那天上午 10:00 罗莎接到学校护士的电话，说马可已经困到不省人事了，而罗莎知道，前一天晚上马可明明睡了 10 个小时。当她赶到学校接儿子的时候，马可直接趴在她腿上睡着了，直到他们到了儿科诊室，他还在睡觉，当时甚至困到站不起来。大夫判断，这是耳喉感染，但奇怪的是，马可并没有发烧。

"我记得当时我们到家后，我喂他吃了抗生素，他喝了粥就又马上去睡觉了。"罗莎回忆道。"但我注意到，有时他好像没在呼吸，呼吸中断的时间太长了，所以我赶快把他叫醒，生怕他会在梦中窒息。"她如实告诉医生后，这位医生为他们推荐了一位睡眠专家，这名专家安排了一次夜间睡眠测试，于是在经受病痛折磨一年半之后，马可终于得到了睡眠呼吸暂停的诊断。

最近罗莎和我在一起时，高兴地告诉我，现在已经 12 岁的马可再也没有健康方面的困扰了。"他什么都能吃，胃口特别好，睡觉也正常了，而且成绩也突飞猛进，老师们都说他像是完全变了个人！"

马可的故事有了一个圆满的结尾，不过他曾经有一年半的时间备受折磨，无谓地服用了大量抗生素，想到这里总让人为他难过。从多种角度来说，他又无比幸运，过于响亮的鼾声使得他的母亲最终能够发现他的呼吸问题。

而有些孩子的症状就更加细微难辨了，比如亚当·阿姆杜尔的女儿。"她行为上有些问题，还得了银屑病样尿布皮炎。我们一次次地去看小儿皮肤科医生，每次开的药都是类固醇、药膏以及其他不太靠谱的东西。"他说。女儿长得也很像他，亚当心里明白，这更加意味着女儿很有可能也遗传了睡眠呼吸暂停，因为这种病通常是面部结构导致的。

亚当回忆道，他刚把女儿领进睡眠中心，医生就说："和她父亲一样"，并且马上判断他女儿有睡眠呼吸障碍，测试只是确定一下患病程度有多严重。

所以，美国整骨协会提到睡眠呼吸暂停在儿童中的表现时建议，要当心"睡眠难安、过度困倦、磨牙、睡觉咬牙、偏头痛、尿床、易怒"的症状出现，此外，患有结舌、语言发育迟缓的儿童在这方面患病概率较高。

其实还有第五类没得到治疗的群体：因为不想在实验室里睡一整晚，或者往后一直开着持续气道正压呼吸机睡觉，所以躲着不去看医生的那些人。我可以很高兴地宣布，这些事情不是必须要做的。

居家睡眠测试并非适用于检查所有睡眠障碍，但对于睡眠呼吸暂停的检测结果还是非常可靠的。斯特恩博士认为，实际上，如果医生判断病人极有可能患有睡眠呼吸暂停，居家睡眠测试会是一个更好的选择，因为这种测试更舒适，成本更少，测试门槛也更低。他补充道，实验室睡眠测试在美国的大城市或一些农业州最多需要排队等待一年之久，这就显得很荒唐，因为居家睡眠测试一天之内就可以准备妥当。

说到治疗手段，持续气道正压呼吸机是治疗睡眠呼吸暂停的金牌方案，这种机器会在患者入睡后向其气道通气。但据估计，只有不到一半的患者会长期坚持使用它，这也就是斯特恩博士常常推荐口腔装置等其他替代品的原因。他表示："持续气道正压呼吸机是很好，但如果患者没有使用它的耐心，那它就什么用都没用。"这也是我喜欢找他看病的原因之一，他知道，要成为一名良医，需要的不仅是对科学的理解，还包括对患者的体察，心里要明白，对于现实生活中的一个个患者来说，实验室里找出的上上策不一定是他们每个人的良策。

比如沙奎尔·奥尼尔，他就说自己也属于买了呼吸机却不愿意用的患者之一。"这个机器问题就是太吵了……而且使用过后，我说话听起来就像蝙蝠侠里的贝恩一样。"他在接受牙科与睡眠网（dentalsleeppractice.com）采访时说。于是，他干脆把睡眠呼吸暂停放在一边不治了。后来的一天，他在照片墙（Instagram）上收到乔纳森·格林伯格博士发来的信息，催他赶紧试试治疗睡眠呼吸暂停的一种口腔装置。他说自己试过之后发现，嘴里戴上这种装置后，他成功睡了一个整觉，不像以前必须要多次起夜，醒来后精神百倍，感觉能立刻开始锻炼。他还说，更重要的一点是，这种口腔装置他现在每天晚上都会用，和他的呼吸机对比鲜明。

对于我爸来说，适应持续气道正压呼吸机也费了点功夫。"以前确实有点不舒服，"他说，"但现在我完全不在乎这个了。毕竟现在要是没了他，我就没法睡觉了。"

睡眠医生巴里·克拉科博士在一次演讲中说道，同时患有睡眠呼吸暂停和失眠的病人使用持续气道正压呼吸机的感受并不好，但是用其他方式调整气流的类似设备却能带来更好的体验，比如自适应伺服通气机。这种设备会自动调节通气气压，以适应使用者的呼吸需要，而不是像持续气道正压呼吸机一样，只提供稳定不变的气压。

鉴于上述种种情况，如果你也有白天莫名其妙疲惫困倦的表现，除了浏览了解下文所说工具，也请让你的医生开一个睡眠测试，尤其是如果你脖子粗大、嘴巴小巧、牙齿拥挤或下颌偏小，更需要这样做。如果你想要逃避被诊断为睡眠呼吸暂停的可能性，请告诉自己，除了睡眠实验室和持续气道正压呼吸机，还有别的解决办法可选。一个好的医生是能够把各方面利害都跟你讲明白的，这样你就能自己做出选择，找到最适合自己的办法。（关于打鼾和睡眠呼吸暂停的对策，详见本书第二十五章。）

不宁腿综合征

不宁腿综合征又称 Ekbom 综合征，是一种会导致患者因某种不适感而强烈希望活动双腿的疾病。这种病通常在夜晚、在患者静坐或静卧一段时间后发作，有时还会影响上肢、头部乃至胸部。我的母亲现在就怀疑自己得了这种病，据她描述，主要症状是来自腿部的不适感。"我不停地调整腿的姿势，从这儿挪到那儿，再挪到那儿，但那种煎熬却没法减轻分毫。"她跟我说道。

因为患者往往会说自己无法入睡，故而不宁腿综合征有可能被误诊为失眠。美国国家睡眠基金会称，同样可能会与之混淆的还包括其他与神经、肌肉、骨骼相关的疾病，甚至包括抑郁症。就我母亲的例子来说，她已经就这些症状看了两次医生了，但医生每次都让她去做扫描血块的检查。检查结果出来后，医生就跟她说"你的腿没事儿"，然后打发她回家。现在，我催着她赶快去看睡眠神经科医生。

好消息是，尽管我们对于不宁腿综合征的了解还是太少太少，但研究者已经发现，这一综合征和铁元素缺乏之间有着很显著的联系，而且对于铁元素缺乏的治疗，即便不能治愈不宁腿综合征，也能大大缓解其症状。有些研究也表明，镁元素也有助于减轻不宁腿综合征的症状。此外，睡眠专家经常给出的建议也包括：进行日常锻炼（但不要太剧烈）、睡前洗个热水澡或冷水澡、铺上电热毯、缓缓拉伸或按摩四肢，以及偶尔吃一些处方止痛药以减轻症状。

对于患病更久、情况更重的患者，请寻求睡眠神经科医生的帮助，医生开的药会很有帮助。如果症状轻微，你也完全可以不去就医。我非常肯定我也有不宁腿综合征，但它并不影响我的睡眠，所以我也懒得去问诊治疗了。同时也要注意，缺乏睡眠会加重不宁腿综合征的症状，因此，一切能改善睡眠的办法也会缓解不宁腿综合征的情况。这一条对于接下来要讲的周期性肢体运动障碍也适用。

如果你确实接受了治疗，但相关症状减退之后还是无法入睡，那么在不宁腿综合征之外，你可能也患上了失眠，这时你也需要另外解决失眠的问题。

周期性肢体运动障碍

周期性肢体运动障碍会导致患者在睡眠时腿部发生痉挛、抽搐、踢动，且此症往往和不宁腿综合征有关。有些时候，比如你半夜醒来时，可能会以为这是睡眠维持困难型失眠，但周期性肢体运动障碍患者感觉困扰的常常是睡不安稳或睡不够，而非半夜常醒。许多人也不知道自己腿部有这样的动作，除非被伴侣指出来。

如果你疑心自己有周期性肢体运动障碍，请寻求睡眠专家或神经科专家的帮助，若是二者兼而有之的专业人士就更好了。有些研究发现，镁元素不仅对缓解不宁腿综合征的症状有效，对周期性肢体运动障碍也是如此。

异态睡眠

异态睡眠是指在睡眠中发生某些异常行为的一类睡眠障碍，比如梦游和磨牙。与周期性肢体运动障碍一样，患者通常会感到睡不安稳或睡不够，但他们往往不知道自己在睡眠中所发生的活跃行为，除非有其他人告诉他们，或患者醒来后发现异常，再或者醒来时正在进行异常行为。比如我丈夫，有一次他醒来时就发现自己正在照镜子（他现在想起来还是觉得瘆人）。我之前有一个同事，有的时候醒来会发现厨房储物柜被洗劫一空，而自己身上到处都是食物碎屑和包装袋。

英国诺桑比亚睡眠研究中心主任杰森·埃利斯强烈建议，如果你有这种症状，即便你还怀疑自己患有失眠，也一定要去看睡眠专家或神经科医生，并且要保证睡眠时间不受任何干扰。

同样要注意的是，某些药物可能会引发异态睡眠，其中也包括安眠药。如果你认为你的异态行为可能与某种新服用的药物有关，请立即告知你的医生。

发作性睡病

想象一下，可能你一直患有发作性睡病，但却从不知情？这听起来是很离谱，因为那个场景会是：可能你正在绘画电影中的角色，但突然头一歪，就开始呼呼大睡了，看起来又诡异又好笑。现实当中，这种病症可没有这么好笑，而且往往非常难以捉摸，有些患者有可能这样过了很多年也一直没有发现自己患病。据推测，有很多患者甚至终其一生也不知道自己患病的事情。

对美国广播公司首席天气播报员金吉尔·吉来说，经过了 4 年时间、3 次车祸之后，在细致耐心的男朋友帮助下，她才最终发现自己患有发作性睡病。原因之一是：如果一个人突然昏倒了，我们一般不会觉得他 / 她是睡了。

金吉尔就有两次都以为自己是"晕倒"在自己教的健美操课上，两次都是在放松环节。"我当时就在想，是我的心脏出问题了吗？万万不会想到，自己原来是睡着了。"她这样跟我说。不过她的心脏没问题，这些年来她检查的各个部位也都没问题。"没人能弄明白到底发生了什么。"她说。

发作性睡病有时也伴有其他更为罕见的症状，比如猝倒：这是一种短时间瘫痪，通常是因强烈的情感触发；或者睡眠麻痹：患者已经醒来，但其部分大脑还没从睡眠状态调整到清醒状态，所以几秒钟乃至几分钟之内患者都无法行动或说话，仍相当于不完全睡眠状态，患者可能会暂时出现幻视、幻听。

金吉尔的睡眠麻痹在有一个男人开始跟踪她和她的同事后变得尤其严重，当时她们在密歇根新闻台工作。在生活中，她和同事们在电视台附近跑外采任务时经常能看到那个尾随者站在远处盯着她们。在金吉尔不断发生的噩梦中，那个人变得越来越暴力。"到了后来，在我的噩梦里，那个人已经尾随我回到了家里……"她描述道，"他会粗暴地坐到我身上，用他有力的双手锁住我的手腕，就好像把我的双手铐在了床上。我当时感觉就快要醒了，但我的身体还是一点儿都没法动弹。"

之后噩梦又变得更可怕了。这一次，那个人带了一个电钻，而金吉尔完全是清醒的。"他会把钻头对准我的额头、胸口、还有肚脐，加快钻头的转速。"她说。几分钟过后，噩梦中的男人就会消失，金吉尔又能控制自己的肢体了，但要驱散掉这种真实感，需要的远不止几分钟而已。"这就仿佛一场无比清醒的幻境。"她说。

发作性睡病最具误导性的症状大概就是夜间难以入眠的问题。白天的时候患者会感到无比疲惫，但到了晚上要睡觉时，他们又会发现由于失眠、睡眠呼吸暂停，或者上述各种问题，自己总是睡不了一个完整的觉。这种情况显然非常让人困惑。

发作性睡病难以被发现的另一个原因是，如果你是在吃晚饭时睡着了，你可能会觉得奇怪；然而如果你是在看电视时睡着了，或者在等候室里坐着睡着了，你大概率不会多想什么。但这才是发作性睡病日常表现出的样子。不仅不会想到睡眠障碍的可能性，发作性睡病的患者以及他们身边的人通常会觉得这是因为他们生性懒散的表现。而这一点又很难被推翻，因为这种症状刚刚出现时，患者往往还是青少年。"我上课时听着听着就会睡着……所以在我心里，我觉得自己就是个懒汉。"金吉尔说，"我的生活真的因为这个变得一团糟，可能我的抑郁就是从那时开始的。"

患者、老师、家长都常常忽视患有发作性睡病的可能性，这已经很糟糕了，但还不仅如此，医生们也会这样。研究人员还发现，这种情况的孩子们会得到这样的诊断：癫痫、行为障碍、精神病、抑郁症，医生随后开的药也会降低他们的生活质量。

在忍受了 4 年之后，金吉尔的新男友发现她在睡觉时有些奇怪的特点，于是判断她可能有睡眠障碍。因此，她坚持要求医生给自己开一个睡眠测试的检查。检查还没结束，工作人员就判断出她患有发作性睡病。

对症用药之后，现在的金吉尔不仅能在国家电视台一天上镜好几次，也能投入源源不断的新报道、新项目之中了。工作之余，她还经常健身、下厨、和一家人快乐地到处游玩，没错，她正过着这样的生活，一个发作性睡病患者看似不能拥有的生活。

尽管控制病情和用药带来的副作用也并不轻松，但金吉尔仍然觉得，她这些年最宝贵的经验就是：如果你睡的时间够久，却还是感觉无精打采，一定要去检查一下……你的生活会因此大有不同的。

心理健康

睡眠和心理健康之间有非常紧密的联系。心理问题会引发睡眠问题，反之亦然。但医生通常只处理心理问题，并且认为睡眠问题自然而然就会消失，现在的一些研究却表明，事实往往并非如此。其实，先治疗睡眠问题却常常能起到事半功倍的效果。临床心理学家尼克·威格纳尔博士解释道："比如说，如果你同时患有失眠症和抑郁症，先治疗失眠通常是一个更好的选择。因为当你睡眠质量更高了之后，抑郁症的治疗也会更简单……把抑郁症换成焦虑也是同样的道理。"

因此，如果你正饱受睡眠问题和心理问题的双重困扰，两种问题都要治。鉴于很多睡眠专家同时也是心理学家，可能你只需要看一个医生，就能解决这两种问题。

物质及其戒断所致失眠

毒品、酒精、尼古丁都会扰乱人的睡眠，而另一件事可能更会让人大吃一惊，即戒掉这些东西也会有同样的效果。正在努力戒掉这些东西的人也可能会失眠，不仅戒断过程会因此更加艰难，而且患者会产生一种错觉，觉得喝酒、抽烟、嗑药或者其他各种让人沉迷的东西会有助于睡眠。

例如，四氢大麻酚是大麻中的有效成分，刚开始能促使你入睡更快、安睡更香、晚上醒来的次数也可能更少。但长期使用后，你会对这种作用产生依赖性。但一旦停药，就会出现反跳性失眠，这就是戒断导致的。"患者并非都能意识到这个问题。"约翰斯·霍普金斯大学医学院的瑞恩·范德利博士跟我说道。

范德利博士研究大麻的行为药理学，在我写作本书时他正在进行一项尚未发表的研究，其中 99% 的病人都表示，他们吸食大麻是想要借助大麻入睡。但是研究人员监测这些病人吸了大麻后的睡眠时发现，这些病人的睡眠状况"以任何衡量标准来看都已经超出了临床上正常睡眠的界限"，而且睡眠结构也发生了改变。如果停用大麻，睡眠情况在一开始会有明显恶化，但如果坚持不复吸，睡眠质量会恢复到比原先吸食期更高的水平。

这并不是说大麻完全不可能改善睡眠。比如说，如果医生开大麻是为了抑制患者因为接受癌症治疗而产生的恶心反应，此时大麻也许能顺便改善睡眠质量。

但如果你现在服用药物（包括传统意义上的安眠药）只是为了改善睡眠状况，你一定要在睡眠专家的指导下用药。如果戒断反应对睡眠的干扰使你难以戒掉某种药物，去看睡眠专家或本书中的一些办法都会很有用。

最后，也需要注意：尼古丁会降低人对咖啡因的敏感性，所以如果你要戒烟，请想办法减少咖啡因的摄入量，以避免摄入过量的咖啡因，不然这一因素也会影响你的正常睡眠。

万能解药：睡眠日志

睡眠专家会要求你做的第一件事，就是写睡眠日志或睡眠笔记，而实际上这也会是一个极富价值的个人睡眠工具。我自己原先并没有专门这样记录，但后来就后悔了。主要还是我不想把时间花在这件事上。但现在我明白了，如果早这么做，不仅能节省大量时间，我也不用费那么多功夫瞎猜了。话虽如此，可要是太过纠结于睡眠问题，在细节上钻牛角尖，反而会产生新的问题。所以，尽量松弛地对待睡眠日志就好了。记住，里面的内容不需要精确到分毫不差的地步。

要写什么样的睡眠日志呢？2012年，一个科研团队在研究了一系列睡眠日志后，推出了医患共识版睡眠日志，包括仅含必要问题的核心版，以及含其他额外问题的完整版。

睡眠日志类软件

很显然，要使用医患共识版睡眠日志，最简单的办法就是下载同名网站（Consensussleepdiary.com）的免费软件。下载后，你可以在电脑端或手机端记录你的睡眠情况，也可以依个人喜好决定是否要同时监测酒精和咖啡因摄入量。此外，该软件还能自动计算每日睡眠时长和睡眠效率——不用自己算来算去，真是太棒了！

选择电子日志还有另外一种免费的办法，就是失眠认知行为治疗教练软件。它上面的睡眠日志没有那么丰富，但它的特点在于，如果你饱受失眠困扰，并且想尝试睡眠限制（详见第五章），那么它可以通过你的睡眠日志信息为你推荐最佳的入睡和起床时间。软件中也会提供海量优质睡眠咨讯。本书第二章会进一步介绍这一软件以及其他同类产品。

实体睡眠日志

如果你偏好一笔一画记录日志，可以买一本睡眠日志簿，或者照着后文指南自己做一本日志出来。医患共识版睡眠日志官网（Consensussleepdiary.com）提供了可打印的这种睡眠日志模板，可自由下载使用。如需儿童专用的睡眠日志模板，请查阅网址：http://www.sleepforkids.org/pdf/SleepDiary.pdf。需要倒班工作的人群，请查阅本书第十四章或本书官网（sleepfixbook.com），获取专为你定制的睡眠日志。

操作指南：自制医患共识版睡眠日志

请每天回答一遍下列问题，在当天起床后一小时内完成效果最佳。请在页面的自选位置记录当天日期。回答中涉及的各种时间都应是粗略估计的时间，请不要看表。如果漏记了一天，请跳过那一天的位置继续记录。并条理清晰地记下对应的日期。

1. 您昨晚的上床时间点是？

2. 您试图入睡的时间点是？

3. 从上床到入睡，您用了多长时间？

4. 晚上您一共醒了几次？（不算正式起床的那次）

5. 这几次醒来加起来有多长时间？

6. 起床前，您醒来的时间点是？

7. 您觉得自己的睡眠质量如何？

请选择：非常糟糕、不太好、一般、不错、非常好。

8. 如有备注可以写在下面。或者您可以在此记录可能对您当天睡眠有影响的其他因素（如月经、睡眠环境变动、新的睡眠模式）。

关于您当天睡眠及前一天情况的附加问题，您也可以不回答：

9. 最后一次醒来后，您没有起床而是试图再次睡着的时间有多久？

10. 您比自己预计的时间醒得更早吗？如果是的话，早了多久呢？

11. 您起床开始新的一天的时间点是？

12. 您的睡眠时长总共是？

13. 您最后一次醒来后感觉自己休息得好吗？

请选择：完全没有休息过的感觉、有一点点缺乏、休息得一般、休息得不错、休息得非常好。

14. 您前一天白天睡觉了吗？白天小睡的时间一共是多久呢？

15. 您前一天喝了多少含酒精饮料呢？最后一次喝是在什么时间点？

16. 您前一天喝了多少含咖啡因饮料（包括咖啡、茶、苏打水、能量饮料）呢？最后一次喝是在什么时间点？

17. 您前一天是否服用了非处方或处方安眠药？如果是的话，请写下药名、服用剂量、服用时间。

【以上问题引用自卡尼等人（Carney et al., 2012）的文献中提到的医患共识版睡眠日志，用于本书出版前已得到原作者许可。】

睡眠日志可能听起来挺麻烦的，但每一条记录应该都花不了30秒。睡眠心理学家杰森·盎跟我说："记录日志其实就是为了告诉医生你的睡眠模式是什么样的，你自己对此的理解又是什么样的。"

开始记录几天后，你可能就会注意到日志中所呈现出的睡眠数据，由此指向影响或导致你出现睡眠问题的背后原因。如果你的情况需要专业帮助，记录在日志中的信息也可以让你能更快地锁定应该求助什么类型的专家，而专家也能以此更快地给出诊断，开始治疗。

我有一个朋友布拉德就说，他的睡眠日志立了大功，让他能发现自己的睡眠问题一部分就是由昼夜节律导致的。"睡眠日志很清楚地显示，我没法早睡。"他同我说道。

有趣的是，坚持写睡眠日志也有助于我们改善自己的睡眠习惯。我们肯定不想在日志中承认自己在床上刷了一个小时照片或者熬夜看《行尸走肉》到凌晨两点，所以就会改掉这些不良习惯啦。

布拉德还说，因为写了睡眠日志，他甚至更有动力多健身、少喝咖啡了。"仅仅是把这些记录下来，就让我更愿意增加锻炼时长，也更加精神百倍了，并且锻炼完后也能坚持不碰咖啡因。"他说道。

坚持记录两周后，如果你还没法查明自己睡眠障碍的任何病因，请寻求专业人士的帮助（关于如何找到适合自己的专家，详见本章后续部分）。

方案：问问你的枕边人

尽管我们不愿承认，但有时我们的伴侣比我们更了解我们自己，在睡眠问题上尤其如此。这样的情况并不少见：一个人在等候室里睡着了，醒来后完全不记得自己曾经在公共场合打了盹；或者坚称自己睡觉很安静，但其实他们的鼾声就好像是家里装修了一整晚一样。医生发现，这些患者的伴侣给出的描述则准确得多。

因此，对于自己的睡眠情况有不清楚的地方是再正常不过的了，不妨问问自己的枕边人，有没有注意到什么东西是可以写到睡眠日志上的，他们的回答可能会让你大吃一惊！

方案：录下自己睡觉时的样子

这个办法可能听起来有点怪，但是把自己的睡眠过程录下来，能够让你对自己的了解焕然一新。我用的是家里有的一个家用监控摄像头。因为睡觉时房间会很黑，所以有夜视功能的设备都会很适合，包括宝宝监护摄像头。如果还能存储声音就更是一个加分项了。回看监控录像时，请注意以下几点：

- 晚上睡觉时你有打鼾、蹬腿、痉挛、磨牙、梦游等症状吗？
- 录像中某些时间你听起来是否像是停止了呼吸？是停了 10 秒钟或更久吗？〔注：如果用鼾声分析器（SnoreLab）这样的手机录音软件会更容易发现这类问题。详见下一方案。〕
- 你半夜会下床吗？下了几次床？下来待了多久？
- 有什么外界因素影响你睡觉了吗？比如声音、动作，或者光线？
- 在入睡前或睡眠中，你身上某个部位是否有不适感？

请结合你的回答，对照前文提到的各种病症，自查是否有异常征兆。睡眠录像不仅能加深你对于睡眠问题成因的了解，也可能会告诉你，你的睡眠时间比你想象的更多！如果没有其他工具，那么睡眠录像也可以辅助医生进行诊断。

方案：录下自己睡觉时的声音

如果是为了作为睡眠录像的补充，或者不具备拍摄睡眠录像的条件，那么睡眠录音在这个时候就会显得非常有用，尤其是对怀疑自己患有睡眠呼吸暂停的患者来说。

乔丹·斯特恩博士既是一名耳鼻喉科医生，也是一名睡眠专家。在他的建议下，我用鼾声分析器来给自己的睡眠录音。尽管这个软件的名字和"呼噜"有关，但记录的可不只是鼾声，而是会录制并分析房间里的所有动静，并且还能以可视化形式展现这些数据，以便用户定位声音发生变化的时间点。该软件也允许用户录入某些数据以体现其对睡眠造成的影响，比如当天晚上用户是否饮酒。这个软件还能给出可能的打鼾治疗建议，并且在之后监测其效果。

尽管该软件并不能代替专业的睡眠测试或诊断，但其官网称它可以有效记录下呼吸暂停的发作，比如一段时间内呼吸声消失，随后出现猛然吸气声或咳嗽声。你可能会想要激活夜间全程录制功能，查看完整录音以定位可疑片段。

如果你怀疑自己有睡眠呼吸暂停，你可以带着录音去看医生或睡眠专家，录音会有助于他们做出诊断并给你最佳治疗方案。

好像是命中注定一般，我第一次用鼾声分析器那天，家里空调坏了，一整晚都在发出怪响，听着很吓人。所以那次的录音完全没法用来评估我的睡眠情况，倒是帮修理工搞清楚了空调的故障。

方案：一种古老的方法

勺子测试

确定自己是否患有睡眠剥夺有一种最简单的办法，就是勺子测试。据称，这种测试是由已故的纳撒尼尔·克莱特曼博士发明的，曾在芝加哥大学进行睡眠研究。测试旨在测量每个人白天入睡所需的时间。

如果你想用新办法进行勺子测试，可以购买睡眠指令软件（SleepOnCue），使用自定义小睡功能，将小睡总时长设定为 20 分钟，唤醒时间设定为入睡后1 分钟。然后你可以把手机拿在手上，躺下准备小睡，每次听到提示音后轻摇手机，直至入睡。如果你没有按提示操作达到 1 分钟，或者 20 分钟结束，手机就会震动，把你叫醒。测试结束后，软件会显示你的入睡用时（如果你睡着了的话）。请对照下面的第 4 步，自查你是否患有睡眠剥夺及剥夺程度如何。

如果你更喜欢按老办法来，那么你只需准备一间比较安静且光线较暗的房间、一把勺子、一个金属托盘，以及一个计时器。

操作指南：勺子测试

本测试需要在白天进行，理想时间是正午刚过的时候。

1. 在床边地上放一个金属托盘，当你躺在床上准备睡觉时，手垂下来要能正好处在托盘上方。

2. 计时器设定好 20 分钟作为闹钟。

3. 在床上躺好，以自己觉得舒服的姿势握住勺子，手正好垂在托盘上方，尽量睡着。

4. 睡着后，你手里的勺子会掉到托盘里，把你吵醒。按下计时器，时间相减计算得出入睡所用时长。这一时长若不足 5 分钟，则说明你严重缺觉，睡眠剥夺情况严重；若达到 5 到 10 分钟，则说明睡眠剥夺程度中等；若超过 15 分钟，则说明睡眠充足。

注意：睡眠并不充足的失眠患者或许能在此测试期间保持清醒状态，这是其觉醒症状导致的。本章之后会详细讨论这一情况。

如果测试说明你有睡眠剥夺，请尽快找出致病因素。如果你无法确定病因，请使用本章其他方案自查，并咨询睡眠专家。

方案：认识自己

做点问卷

➤ 瞌睡程度问卷调查

有一些睡眠评估问卷篇幅长，内容也很细致。不过，在哈佛医学院官网上有一个小问卷，只需三个问题就能达到与这些问卷同样的效果：

- 周末或假期补完觉后，您在站立或坐着时还是容易睡着吗？
- 您是否只在早晨感觉精力充沛，但其他时间都会犯困吗？

● 您会在不合适的时间睡着吗?

如果你有任何一个问题的回答是肯定的,官网建议去看初诊医生或睡眠专家,并与他们交流这一情况。不论这种情况多么常见,如果白天常常犯困,而且在不该睡觉的时候打瞌睡,这往往都是患有睡眠剥夺的标志,需要及早治疗。

➢ 睡眠呼吸暂停评估

睡眠呼吸暂停初筛量表(STOP–Bang)问卷广泛应用于快速评估阻塞性睡眠呼吸暂停的风险等级。该问卷并不能做到万无一失,也无法处理中枢性睡眠呼吸暂停,但它仍然有很大作用。

你可以完成下面所附评估表,也可以在特定网址(stopbang.ca/osa/screening.php)进行测试,后者可以替你完成计算。

—— 操作指南:STOP–Bang 问卷 ——

请阅读以下问题并回答"是"或"否",以便助您判断自身阻塞性睡眠呼吸暂停风险等级。

1. 打鼾:您是否鼾声很大?(关上门也能听见,或者您的伴侣会因为无法忍受您晚上的鼾声而叫醒您)

2. 犯困:您是否经常在白天感到犯困、疲惫、瞌睡?(比如在开车或者同别人说话的时候睡着)

3. 观察:是否有人注意到您在睡觉时呼吸暂停或者有被呛到和猛吸气的表现?

4. 高血压:您是否患有高血压或正在接受这方面的治疗?

5. 体重:您的体重指数是否超过了 35 千克 / 平方米?

6. 年龄:您的年龄是否超过了 50 岁?

7. 颈围(以喉结处一周长度为准):

• 如果您是男性:您的颈围是否达到了 43 厘米及以上?

· 如果您是女性：您的颈围是否达到了 41 厘米及以上？

8. 性别：您是否是男性？

通用评分标准：

· 低风险等级：回答"是"的问题不超过两条

· 中风险等级：回答"是"的问题有三、四条

· 高风险等级：回答"是"的问题有五至八条；或前四题至少有

两道题回答"是"，并且后三题中至少有一题回答"是"。

（本问卷所有权归属"大学健康网络"，具体网址见 www.stopbang.ca；本书所用版本是根据以下文献修改而成：Chung F et al. Anesthesiology 2008；108：812-21；Chung F et al. Br J Anaesth 2012，108：768-75；Chung F et al. J Clin Sleep Med 2014；10：951-8）

方案：偷袭闹钟

如果你每晚总是在同一个时间醒来，可能并不是你自己有睡眠问题，而是你的睡眠环境有问题。杰森·埃利斯博士有一个办法可以找出原因，也就是我所说的"偷袭闹钟"。把闹钟时间设得比你半夜常醒的那个时间点再早 5 分钟，醒来后就悄悄观察接下来发生的事情。是外面有一盏灯这时候会亮？是空调这个点开始工作了？还是吵人的邻居这个点到家了？我就曾经因为自己的机顶盒重启而被弄醒（我睡觉的时候对光非常敏感）

如前文所说，你也可以录一晚上视频或音频，检查那个时间有没有什么干扰源，或者干脆就设定监控设备在出问题的时间点前一会儿开始录制。

如果你发现确实是外界环境中有东西影响了你的睡眠，请浏览第五部分给出的解决办法。

方案：找对睡眠专家

如果你觉得确实该寻求专业援助了，找对人是非常重要的。威特·约翰逊是《早安美国》周末档主持人，他跟我说，因为失眠问题，在过去大概 20 年里他看了不下 6 位睡眠专家，最后才终于找到一位能帮到他的医生。"别人一次又一次地推荐我去看某某医生，这些医生本该帮助我改善我的睡眠质量，但最后我却发现他们都算不上真正的睡眠专家。"他跟我说。

不过，接诊过威特的人其实可能也是睡眠专家，只不过失眠问题不是他们最擅长的领域。因为睡眠专家大都专攻某一种睡眠问题，所以一个睡眠专家很了解某一问题，却对其他睡眠问题知之甚少，也是很正常的。

我也犯了同样的错误。我是在一次宣讲会上遇到我的睡眠医生乔丹·斯特恩的。在晚宴开始前，他做了一个睡眠方面的演讲，而我们俩在晚宴上的座位恰好挨着。和他聊了一整晚后，我想让他来治疗我的睡眠问题。我很欣赏他，心想："很好，他是个睡眠专家，那他一定对失眠问题很有研究。"但后来我才发现，作为一名耳鼻喉科医生，他真正擅长的领域其实是睡眠呼吸暂停。而失眠和睡眠呼吸暂停是完全不同的两种问题。

其实斯特恩是一位很好的医生，后来我也找到了更合适的医生。但如果当初的我就能明白这个道理，我肯定会找一位专攻失眠问题的睡眠专家。所以如果你想让你的初诊医生给你介绍一位睡眠专家，一定要问清楚他所专攻的领域是什么。除此之外，还有一些其他渠道也很不错：

- 睡眠教育网（sleepeducation.org）上可以查到获得美国睡眠医学会认证的睡眠中心。
- 行为睡眠学网（behavioralsleep.org）上提供了行为睡眠医学专家的信息目录。
- 在宝宝睡眠网（babysleep.com）首页，点击"好东西（cool stuff）"一栏，可以找到搜索页面的链接，从中也可以搜索获得美国睡眠医学会认证的睡眠中心。

如果你觉得自己有失眠问题，你肯定想找一位有执业资格，可以进行失眠认知行为治疗的医生。相关内容详见本书第二章。

而那些害怕做一晚上睡眠测试的人其实也可以放心，因为很多睡眠问题都不需要做这种测试。正如前文所说，你甚至可以自己在家评估睡眠呼吸暂停的程度。所以，别害怕，去找专业人士看看吧。

克里斯蒂娜·皮埃尔保利·帕克博士在阿拉巴马大学伯明翰分校做睡眠研究，她建议联系到睡眠专家后，有些问题要具体向他们了解一下，如：他们看过的病人中和你患有同样病症的人占比多少；他们所使用的评估和治疗方法有哪些是经过实践证明有效的；他们治疗过的病人（病情）缓解率有多少；他们自身接受过何种训练、拥有何种资质。另外也别忘了问你的医疗保险能报销多少治疗费用，还有你自己对这个医生的感受如何。融洽的医患关系能够影响治疗效果。

她还说："要保持开放的心态，准备面对可能的诊断、治疗，以及医生。"

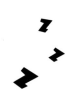

第二章

失眠的一百零一问

读完第一章后，如果你已确认自己失眠了，那么欢迎加入失眠者大家庭。"失眠"二字听起来很可怕，其实却非常普遍。保守估计，患慢性失眠的成年人占比大概在10%～30%之间，有些研究甚至认为这一数据达到了60%之多！

而尽管失眠如此普遍，令人惊讶的是人们对其的了解却出奇的少。因此，在开始深度了解之前，我们还是先聊一些基本常识吧。

失眠并非"天生如此"

"我不是失眠，我就是不怎么睡觉。"或者"我一直睡不好觉，我天生就是这样的。"诸如此类的回答总是存在，我听过多少已经数不清了。人们总是先入为主地认为他们总是睡不着觉的问题并不算失眠，或者失眠就是他们生来就有的一个特点，而不是医学上的毛病。像第一章讲过的，因为这种想法的存在，很多失眠患者从来没想过要去看病治疗，尽管失眠就是实实在在的一种病症，而且治疗过后也可以得到改善。

我的母亲也抱有同样的想法。"从小时候起我就一直睡眠不好。"她告诉我说。从小到大，印象中她总是在抱怨睡不好觉，而我也总是会在半夜发现她在客厅读书、看电视。当我最近问她，有没有跟医生说过她的睡眠困扰时，她却说没有。

这就非常耐人寻味了，因为催着我爸去做睡眠测试的正是我妈，她那时已经听我爸打了好多年的呼噜，也听到他晚上的呼吸会有间断。她试着跟我解释她和我爸之间的区别："如果我也像你爸那样，我肯定会去看病，因为他压根就睡不了觉。"但她又好像忽然想到了什么，停了好一会儿，她又说，"我倒是也没怎么睡觉。"话说回来，我妈把我爸的睡眠呼吸暂停视为健康问题，但她自己就和其他很多人一样，觉得失眠只是自己天生就有的特点。

我的朋友布拉德也一样。作为他口中的终身失眠者，他表示自己已经放弃追求正常的睡眠了。"我一直都是这样的生活模式，就好像我已经和失眠打了一辈子交道了，也能正常生活……虽然有时候这样很痛苦。"他说道。

大概一年后，他的初诊医生退休了。新的初诊医生询问了他的病史，尤其是睡眠问题。听布拉德讲了他的情况后，医生就推荐他去了一家睡眠诊所。在那里接受治疗后，他说他现在睡得更久，更好了，这是前所未有的。"我虽对此有很多很多疑虑……但治疗效果真的非常好。"他跟我说道。

仔细说来，有些人确实更容易患上失眠。年龄、新陈代谢，以及基因遗传都是人们所认为的导致失眠诱发因素之一。但布拉德和我都是很好的例子，可以证明易患上失眠并不一定等于失眠就无法预防。所以，请不要放弃，与其等着这些生理或心理因素造成失眠，相反，我们应该学会利用这些因素，让自己的睡眠重回正轨。

是失眠？还是睡眠剥夺？

人们经常混用"失眠"和"睡眠剥夺"这两个词，但其实它们是两件不同的事。虽然，失眠可能会导致睡眠剥夺，但一个人是有可能在没有失眠问题的前提下出现睡眠剥夺问题的，甚至有一种更令人惊讶的情况，一个人有失眠问题，却没有睡眠剥夺问题。

这是因为出现失眠问题并不在于你睡了多久，而是在于你的睡眠效率有多高。如果你每天只睡 5 个小时，那你应该有睡眠剥夺问题。但如果这是因为你躺在床上的时间只有 5 个小时，那你并不算失眠。反过来说，如果你每天睡 8 个小时，你大概不会有睡眠剥夺。但如果为了这 8 个小时，你在床上足足躺了 12 个小时，那你肯定是失眠了。

在阅读本书的过程中，你会慢慢感受到区分这两种概念的重要性。

失眠的不同类型

入睡困难属于"前期失眠"或者叫"启动期失眠"，难以久睡、中途易醒属于"中期失眠"或"进行期失眠"，醒得太早属于"后期失眠"或"结束期失眠"。你的失眠可能包括其中的一两种，或者三种全占，就像我一样。那么下一个问题是：这种情况频繁吗？已经出现多久了？

慢性失眠与急性失眠

认定一个人患慢性失眠并且需要治疗有一套公认的标准，就是失眠频率达到每周三天，且这样持续至少三个月。

只要不满足这一条件，就都属于急性失眠。对此，人们的建议常常是：什么都不要做，可能失眠自己就好了。

但事实是正如前文所说，估计有 10%～60% 的人都有慢性失眠，看来有时候失眠并不会自己痊愈。而且，就连手上被纸划伤了的时候，我也做不到一直忍着五分钟的疼痛而不去处理，我们真的要忍受三个月的失眠痛苦，仅仅只在原地期待它痊愈吗？真的没有更好的办法了吗？

在英国诺桑比亚睡眠研究中心担任主任的杰森·埃利斯博士有不同意见。"没有证据能证明等待三个月后，症状还只是失眠这么单纯。"他告诉我，在这三个月里，我们能做的还有很多。

专攻急性失眠领域的埃利斯博士有一套他的标准，即以两周为界。如果一段时间压力大，会有个别一晚或连续几晚睡不好，这是非常正常的。但他提示说，这种症状一旦超过两周，就再也不算是普通的压力反应了，说明背后一定有别的原因使之久久不散。这时，医疗干预就很有必要了。为避免歧义，我会用"定型性"失眠来指代这种情况。

埃利斯在 2015 年所做的一项研究表明，接受治疗的"定型性"失眠患者有 60% 都在一个月内出现好转，而未接受治疗的患者中，这一比例仅有 15%。2019 年，他又做了一项研究，其中也有监狱犯人参与。研究表明，73% 的患者在接受早期治疗的一个月内就出现了好转，而且他们中没有一人被诊断为慢性失眠。

我的母亲失眠已经几十年了，即便是她的条件也达不到慢性失眠的标准，因为她说自己的失眠是每周至少 1 次，而不是每周至少 3 次。但慢性失眠的所有其他症状都能在我妈身上找到。"我最苦恼的是有的时候感觉太累太累了。我的天哪，我真想马上倒头就睡。"她跟我说道，"等我躺到床上了，那一瞬间我又清醒了，完全睡不着了。"这就是条件性觉醒，基本就意味着慢性失眠，也说明你的失眠该看看了。因此，不管是有 3 个月还是 3 周，如果你的睡眠问题已经持续了好一段时间了，而且也确实让你十分苦恼（如果你在读这本书，说明应该已经很苦恼了），那么是时候采取行动了。

失眠者和患失眠的人

你在读这本书时会发现，整本书里有时我用"失眠者"这一简称来代指患有失眠的人。这个词很常见，但这是一个许多睡眠专家都痛恨的词，因为他们认为，"失眠者"隐含的信息是，失眠定义了你。这一点非常重要，因为关注度和行为表现上的焦虑会加重患者失眠的程度。我们越是担心睡不好，越是告诉自己说"我现在已经崩溃了"，越是没法睡着，那么我们就越有可能出现睡眠问题。所以如果别人说你是"失眠者"，强化了这些感受，那么这一称呼就可能会带来负面影响。

不过对我来说，"失眠者"这个词所传达的意思有所不同。在我挣扎着对抗失眠的那会儿，自称为"失眠者"也是一个隐隐约约的提醒，告诉我自己我背后还有一大群与我同病相怜或者已经战胜失眠的人，让我感到我也能够像先前那些成功摆脱失眠的人一样，熬过这一段时间。我觉得领悟到这一点对于我的恢复来说也很重要。

鉴于此，我完全没觉得失眠变成了我自身认知的一部分，真的，从来没有过。即便是当我在最低谷奋力挣扎的时候。

所以，请不要被我的用语影响，不要因此改变对自己的看法，也不要认为失眠已经变成了你身上的一部分。相反，你只需要明白，失眠是暂时的，而且有很多人都和你站在同一个战壕里，有医生，也有病友，他们清楚地明白你正在经历的事情，也能向你证明，只要你找对了方法，这个问题就不是无解的。

医生和安眠药

不幸的是，甚至连医生也常常不知道应该怎样处理失眠问题。哈佛医学院最新的一项调查发现，医学院四年的课程中，平均只有不到两小时的正式培训是和睡眠有关的，连哈佛都是这样！这就是为什么很多初诊医生（其中也包括我那位非常棒的医生）在遇到有睡眠问题的病人时，一般都会开安眠药。他们想要帮忙，但却不知道安眠药最多只能作为权宜之计，还有可能会使病情恶化。即便是睡眠专家，如果不是专攻失眠领域的，也有可能会犯这样的错误。

威特·约翰逊遇到的情况就是这样。他从中学时就开始失眠了。"整个晚上我就只是在床上躺着，大脑胡思乱想停不下来，我感觉自己一点一点在崩溃。我睡不着觉，而且后来情况越来越严重。"他跟我说。后来他实在受不了在床上睡不着只能干瞪眼的感觉，所以从高二开始，他干脆凌晨4:00就起床。"我会自己一个人去丹尼快餐店，再去健身房。在那儿健完身后，我才去上学。"他说。在高中毕业时，威特感觉自己时而死气沉沉，时而又焦躁难安。

在大学期间和工作之后，威特的睡眠困扰仍然没有消失。他看了一个又一个睡眠专家，专家们给他开了一种又一种药。"所有的药我都吃过。我吃了一段时间安必恩，也吃过鲁尼斯塔（Lunesta，鲁尼斯塔。——译者注），还有些别的药。有一位精神科医生甚至让我像精神分裂症患者一样吃抗精神病药，仅仅就是为了让我的大脑能在夜间镇定下来。但这些办法毫无效果。"他回忆道。

在位于洛杉矶的第四频道电视台做早间新闻时，威特说他要灌下 5 杯咖啡来打消睡意，入睡时又得吃安必恩，偶尔还会直接兑上酒喝下去。但是当他开始头疼，感觉浑身虚弱时，他发现问题变严重了。"就好像我脖子里有个东西，然后它要钻进我的脑子里。我差点以为我有动脉瘤了。"

威特因此去看了睡眠神经科医生，后者判断这些症状是一系列因素导致的，包括极度缺乏睡眠以及夜班生活导致的昼夜节律问题。但医生说罪魁祸首应该是安必恩。他给威特提供了一些行为治疗方法，帮助他停掉了安必恩，也改善了睡眠质量。威特说，自那以后他就没再头疼过了。

这里并不是说安眠药不好。有些情况下，安眠药对于治疗睡眠障碍或其他疾病还是很有帮助的。但是失眠的治疗很少会需要用到安眠药。服用安眠药时，要有意识地控制剂量。安眠药通常是作为长期治疗的过渡，并非长久之策。所以如果你一直在服用处方类或非处方类安眠药，你应该在睡眠专家的指导下用药，这名专家最好是非常擅长治疗你所患疾病的类型。

如果你已经吃了一段时间安眠药，想要停止，睡眠专家也能指导你顺利停药。

睡眠卫生的真相

你的医生可能也建议你保持睡眠卫生，以此治好失眠。睡眠卫生其实只是把良好的睡眠习惯和睡眠环境说得好听了些罢了。但要知道，试图通过睡眠卫生根治已有的失眠，就好比想要通过牙齿卫生治好蛀牙一样——随你怎么刷牙，蛀洞是不会自己长好的。想治疗已经根深蒂固的失眠，你还需要别的办法。

方案：破除迷信

别理"缺觉要命"论

总是有源源不断的吓人标题告诉我们，失眠会让人憔悴脱相、精神萎靡，甚至有失去性命的危险，读者很容易被这些东西吓坏。事实是，这些警告中有很多用了"失眠"一词，但它们所说的其实是"睡眠剥夺"，而正如我之前所说，这两者是大不相同的。把失眠和睡眠剥夺等同起来，就好比认为没有胃口和忍饥挨饿是一样的。当然，我们在没有胃口的时候经常不吃东西，但这并不意味着我们在挨饿。可能是我们不喜欢面前的食物，或者肚子不舒服，更者是因为我们根本就不饿！

同理，出于某些原因（具体原因将在第二部分中说明），大多数失眠者并没有那么重的睡眠剥夺程度，或者压根就不存在睡眠剥夺！

许多论文和专著也这样错误地认为。因为有的研究显示，患有失眠的人也更容易患有其他疾病，所以说明肯定是失眠导致了这些病症。这就有点类似于因为有烟灰缸的人更容易得肺癌，所以烟灰缸肯定是肺癌的病因，这种论调。关联性并不等于因果性。想想生病会扰乱睡眠的各种明显表现，在很多情况下，完全有可能是这些病导致了失眠，而非失眠引发了其他毛病。

话说回来，即便现在有睡眠剥夺的症状，只要睡眠回归正轨，人的身体也会展现出超乎想象的恢复能力。

我所见过的最夸张的例子就是人科公司（HumanCo）首席执行官杰森·卡普了。23岁，已经是青年才俊的他决定再进一步提高自己的产出效率，他的办法是自学速读以及训练缩减睡眠时间，缩减程度非常夸张。"我开始读一些军队里介绍缩减睡眠法的东西……以及如何充分利用短暂的睡眠和咖啡因。"他跟我说，"我真的给自己定了凌晨两点的闹钟，这样的话如果我真的睡着了，我也会被闹钟叫醒。"

这种训练见效了。杰森以往需要睡至少7个小时，训练后只需要2～4小时了，他这样坚持了 8 周。但他的成功也不是没有后果的。"我开始大把大把地掉头发，身上到处都是银屑病的斑块。最麻烦的是，我的视力开始减退了。"他跟我说。

杰森被确诊患有一种角膜变性疾病，医生告诉他，他可能会在 30 岁之前失明。随着问题的增加，熬夜熬得也越来越晚，他想尽可能多地去了解这种病的种种症状，以便找到治病的办法。"还记得《黑客帝国》的开头吗？房间很暗，尼奥坐在电脑前，在网上寻找墨菲斯，找着找着他就睡着了……我就像他一样！"他说。

同时，他也去看了六、七个医生，试图搞清楚自己到底怎么了，但是没有医生能解释清楚他的状况。甚至没有一个医生问到他的睡眠或饮食状况。最终，一位内分泌专家给他做了一系列检查，向他提供了第一条线索。"你的皮质醇水平是我见过的人里最高的。"医生说。鉴于此，医生告诉杰森，他活不到 40 岁，甚至 35 岁都够呛。他补充道："也许你应该想想导致这些毛病的原因是什么，因为你现在得的病太多了，它们之间不可能没有关联。"

经过一番考量，杰森终于把皮质醇和他的皮肤病联系在了一起，又从皮肤病想到了他的眼睛。然后，他想起了另一次眼睛出问题的时候。"我当时是在参加联谊会入会仪式，那个周末烂透了，那些人硬是不让我们睡觉，逼着我们喝啤酒，而且什么都不能吃。"他跟我说。所以杰森找到了三个可能病因——缺觉、酒精、谷蛋白（啤酒中含有）。于是他开始坚决戒酒，清淡饮食，多多睡觉。恢复正常睡眠花了一段时间，但是不到 6 个月，他身上所有的症状都开始慢慢消退了。

杰森说："我找到了我的混蛋医生，他是那种目中无人、自以为是的混蛋，他觉得我的病肯定没得治了。我找到他就说：'嘿，大夫，我自己把眼睛治好了，我又能看得见了！'"

医生告诉他，这绝无可能。为了证明自己的观点，他检查了杰森的角膜。之前的检查结果是，杰森的角膜正逐渐呈圆锥形，这属于他所患眼疾的主要症状之一。但这次他的角膜又变回了圆形。他的"不治之症"完全自愈了！医生说，在他的整个从医生涯中，他从来没见过这样的事情。

必须要强调的是，杰森的问题并不是失眠导致的。他是自己强制自己保持清醒的，这完全是另一种情况。但即使经过了这么多年习惯性的睡眠剥夺——每天都少睡一个半小时，再加上这几周的极度睡眠剥夺，杰森仍然在恢复睡眠正常后就痊愈了。

这个例子是说缺觉并不严重吗？当然不是。睡眠与我们的健康息息相关，至关重要，越早开始拥有充足的睡眠，对健康的作用就越大。但破除"缺觉会要命"的论调对失眠者来说是尤其重要的第一步，因为对失眠后果的恐惧往往会加重失眠。所以，开始改变前，让我们都先深呼吸一下。因为，我们会没事的。

方案：打好地基

去看医生

如前文所述，你的初诊医师可能没有足够的资质来治疗失眠，而这时去看专科医生就会很有帮助了。对于小白来说，一定要确保你打算尝试的任何疗法都是安全的。另外，也最好能够排除任何会导致或加剧睡眠问题的其他病症。

但是，与常识不同的是，由其他问题所导致的慢性失眠常常在主要病症得到解决后仍未治愈。因此，除非你是最近才开始失眠，否则请考虑在治疗失眠的同时也一并治疗其他潜在问题。这样一来，你不仅会感受到失眠症状减退的轻松，还会发现睡眠质量的提高也有助于其他潜在问题的痊愈。

方案：金牌方案

失眠认知行为治疗（CBT-I）

尽管并不为很多人所知，但治疗慢性失眠的金牌方案其实是失眠认知行为治疗，需要由行为睡眠专家实施。和只针对症状下手的安眠药不同，这种疗法针对的是失眠的两大诱因——高水平觉醒和低睡眠驱动力，用以彻底治愈失眠。

该疗法的缺点是要比简单吞个药片花费更多的时间、精力。其更大的问题在于，这种疗法需要经常去找行为睡眠专家，但这种专家很难找得到，找到了也有很多人排队等着问诊，一票难求。

本书第二部分很大程度上是基于失眠认知行为治疗的原则写成的。

➢ 数字化失眠认知行为治疗（Digital CBT-I）

传统的失眠认知行为治疗就好比是有私人教练带着一起健身，而数字化的这一疗法更像是看着健身视频在家锻炼。数字化疗法不像尽职尽责的睡眠专家那样既可靠，又能提供完全定制化的方案，但是研究表明，如果能坚持使用，这种办法也还是有作用的。下文介绍了数字化失眠认知行为治疗各个应用软件中，稳定耐用、有业内口碑的佼佼者，及其优缺点。

➢ 失眠睡（Somryst）

2020 年，Somryst 软件获得了美国食品药品管理局的认证。它是第一款处方类数字治疗工具，可用于治疗 22 岁及以上人群的慢性失眠。其母公司资料显示，该软件通过算法，可为用户提供 6 ~ 9 周私人定制的失眠认知行为治疗。开始使用前，用户需要请医生开具一份处方，或者在软件官网预约 45 美元的远程问诊，问诊后得到一份电子处方。讽刺的是，因为使用软件需要出具处方，这个软件对行为睡眠心理学家来说是禁止入内的，尽管是他们开发了该软件里绝大多数（如果不是全部）的方法。这个软件的一个潜在短板在于，它的原理是睡眠限制疗法，这种疗法对很多人有用，但并非全部失眠者都适合。睡眠限制及其他选择详见第五章。

➢ 睡哦（Sleepio）

Sleepio 在简介中自称是一个"定制化自助系统"，旨在通过持续几周的课程，教会用户使用失眠认知行为治疗。软件内容是根据算法、用户输入内容，以及用户可穿戴设备上传的数据定制的。坏消息是，该软件只有通过美国一些选择其作为员工福利的雇主才能有机会使用，要么就是作为 Sleepio 研究的参与者方能使用。在其官网（Sleepio.com）上可以查看自己是否符合使用要求，以及其他有用信息。

➢ 失眠认知行为治疗指导（CBT-i Coach）

该软件在简介中写道：它是一款专为已经在医疗机构中开始失眠认知行为治疗的人，以及出现了失眠症状并希望改善自己睡眠习惯的人而设计的手机软件。它由美国退伍军人事务部、斯坦福大学医学院，以及美国国防部共同研发，面向退伍军人及普通民众免费开放。这款软件有很多很棒的特色功能，但其中我个人最喜欢的是"睡眠处方"工具。这款工具能基于用户在软件中输入的睡眠日志，来推荐特定的上床和起床时间，从而帮助用户进行睡眠限制治疗（更多有关睡眠限制的信息详见第五章）。即使你并不打算使用睡眠限制，这款软件也会是一个不错的学习工具，可以让用户了解大量失眠认知行为治疗的有效技巧。

➢ 睡时（BedTyme）

该软件基于失眠认知行为治疗，旨在向用户普及更多失眠相关知识，同时也提供治疗失眠的日常指导。开始使用时，你需要回答一些问题，软件由此制定出一份计划。之后，该软件每天会简短地调查了解你的睡眠情况，并给出后续的指导。这一软件由睡眠医师丹尼尔·埃里克森设计，在苹果和谷歌的应用商店里都得到了热烈好评。软件内还可以与私人睡眠教练联系，以此可以获得额外的指导、咨询机会，或寻求精准对症的办法。但这款软件尚未在临床上测试过，这是和上述其他软件最大的区别。软件介绍中称，大多数用户会在 4～6 周内"毕业"。

───────── ┌ **方案：自食其力** ─────────

求医于己

对于找不到合适的数字化失眠认知行为治疗或者合格的行为睡眠专家的这

部分人，梅奥医学中心指出，一些自助手段也会有用，比如关于失眠认知行为治疗的光盘、书，或者网站。我就是活生生的例子。

我在蓝眠官网（BlueSleep.com）和乔丹·斯特恩博士见了第一次面之后，他在临走时给了两件东西：一个是测试睡眠呼吸暂停用的，另一个是分析睡眠结构用的。但第二天一早，我就接到通知要去《早安美国》值班。工作时间突然调整，让我的情况一落千丈，瞬间回到了只能睡 1 ~ 3 小时的时候。睡眠呼吸暂停的测试结果还有效，显示为阴性。但我的睡眠时间太短了，所以睡眠结构的测试基本没用。斯特恩博士让我等到自己恢复到"常规"的 5 小时睡眠时再去做第二个测试。

为了快点恢复，我找来了临床睡眠医师的各种论文和专著，基于我自己的症状和条件，把他们五花八门的建议都试了一遍，其间也偶尔向斯特恩博士寻求建议。我的目的就是尽快恢复 5 小时的睡眠，这样我就能再做一遍睡眠结构测试，然后开始失眠认知行为治疗了。让我惊讶的是，我自谋自划的办法效果非常好，我的睡眠时间不仅回到了 5 小时的长度，甚至达到了一整晚那么久。

第二部分

睡眠驱动力与觉醒

在脑海里回想一下你认识的睡眠最好的人，那种脑袋一沾枕头就能马上睡着的人，坐飞机坐车也能睡的人，或者精神百倍但到了下午仍然可以说睡就睡的人。

现在想象有一个人拿枪指着那个人的脑袋，命令那个人要在20分钟或一定时间内睡着，那个人大概会非常煎熬。这是因为焦虑或担忧会触发一种警觉反应，即觉醒，而后者是睡眠的天敌。简而言之，觉醒和睡眠驱动力之间的这场斗争就是失眠，占上风的是觉醒。

我喜欢把它想象成睡眠跷跷板。在理想条件下，白天时睡眠驱动力低，清醒驱动力高，使得跷跷板保持在清醒状态的位置上（如图2-1）。

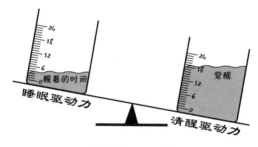

图 2-1　清醒

而到睡觉时，睡眠驱动力高，清醒驱动力低，把跷跷板稳稳地压到了熟睡状态的位置（如图2-2）。

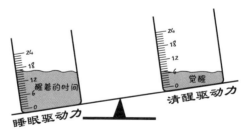

图 2-2　熟睡

但是我们在睡觉时觉醒程度越高，清醒驱动力就积累得越多。到达一定程度后，睡眠驱动力就无法匹敌了，跷跷板就会回到清醒状态的位置（如图2-3）。

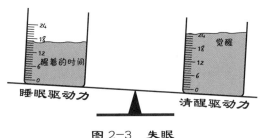

图 2-3　失眠

而且觉醒并不需要被人拿枪指着脑袋。对于我们这些容易失眠的人来说，即便是正常遇到的压力、兴奋、心理活动有时都足以引起觉醒了。而觉醒也会加重其他睡眠障碍，比如不宁腿综合征。

最令人崩溃的是，试图入睡这件事本身就会导致觉醒。这就是刚才例子中那位"人质"朋友睡不着的原因之一：因为这次，他们非常努力地想要睡着。而残酷之处在于，我们越是拼命想要睡着，反而就让自己越兴奋，睡着就越困难了。就好像我们自己拿着枪，指着我们的脑袋，这样并不会有一丝效果，因为睡着不是我们能努力做到的，而是自然发生的。

不过，这并不是说我们就束手无策了。精神科医生陈娥说，我们要把睡眠当作一位想要邀请的客人。我们不能强迫客人前来，而且我们越是死乞白赖地要求，对方就越不可能来。但就像我们可以把派对办得更加吸引人一样，我们可以创造一些条件，这样睡眠就不会只来一会儿就又匆匆离开了。

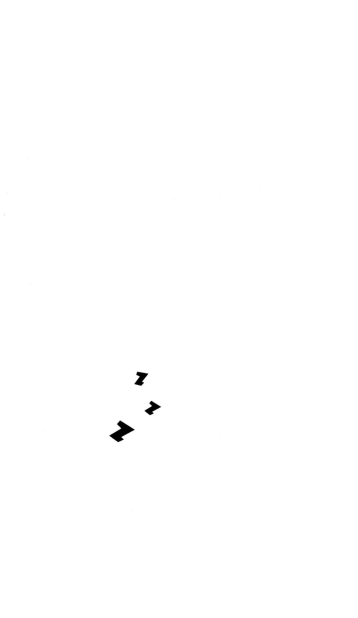

第三章

精神过度活跃

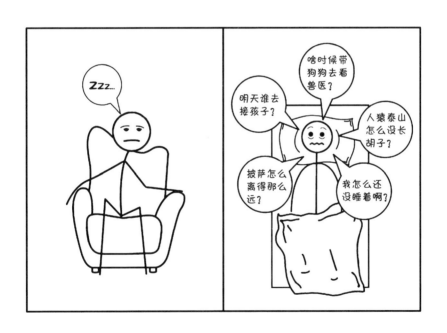

　　失眠了又想要入睡的时候就好像旁边有个人在你要睡觉时不停地来烦你，问一些比如"你已经睡着了吗？"这样的问题。答案显然是没睡着，因为你不肯把嘴闭上！解决的办法显然是把那个人赶走。而麻烦就麻烦在，我们既是那个想要入睡的人，又是那个问一堆问题的讨厌鬼。所以，我们要做的首先就是通过缓解觉醒状态来降低脑海里那个声音的音量。

换句话说，我们得学会放松。但如果有人跟你说过"放松就好啦"或者"淡定点儿嘛"这样的话，你就会发现，说起来容易做起来难。

更棘手的是，失眠的时候，觉醒的感觉好像凭空就冒出来了，而且是在最糟糕的时候冒出来。比如，我的情况经常是这样：

1. 在沙发上开始打瞌睡

2. 躺到床上（只有几米远）

3. 突然困意全无

4. 躺在床上担心睡不着的问题，胡思乱想各种事情，从计划好要去做的事情，到以前聊过的天，再到 5 个月内……以及进军好莱坞我能做到什么地步。

听起来耳熟不？

我总是感觉从客厅走到卧室的这几步就好像让我满血复活了一样。实际上，并不是走的这几步让我睡不着了。而是因为一种叫作条件性觉醒的东西。

条件性觉醒

之所以会出现条件性觉醒，是因为我们的大脑喜欢未雨绸缪，提前思考还未发生的事情。吃了什么东西后感觉恶心，下次再靠近这种食物时，可能光是闻到那个味道就会让你感觉想吐。出现这种情况，就是因为你的大脑将这种食物和恶心的感觉联系到一起了，并且触发了这样的生理反应，来避免你再次误食。另一方面，走进你最喜欢的餐厅，可能在你看到菜单前，你就已经开始流口水了。你的大脑已经把这家餐厅和美食联系在了一起，并且在你刚一迈进门的时候就帮你做好了大吃特吃的准备。这就是经典的条件反射，或者用我喜欢的话来说，就是大脑的自动驾驶仪。

如果我们总是在上床后就开始做一些活跃大脑，比如看看邮件、翻翻社交媒体、聊聊深夜话题或者想想有压力的事情，这时我们这个自动驾驶仪就会自己启动。时间长了，大脑就会把床和这种精神觉醒状态联系起来，而上床这个动作，就变成了自动进入精神活跃状态的一个信号。一旦我们放下手机或者危机过去了，没有事情可供我们兴奋的大脑琢磨了，它就会自己制造一些思考内容：反复回想过去或者担忧未来。

自那以后，这就会变成一个不断重复的恶性循环。所有这些担忧会一直让人难以入眠。到了最后你都不一定要在床上，光是想到快到该睡觉的点了都会让你开始胡思乱想。

想象一下，累了一天筋疲力尽，等到终于能睡觉的时候，心里却又充满恐惧的那种感觉，这就是我的感受。让我害怕的当然不是睡觉，而是躺在床上毫无睡意，带着挫败感不停地想这想那儿。

所以我采取了当时可行的最成熟、最理智的办法来解决这个问题——逃避。一到该睡觉的点儿了，我跟自己说，我一定得看那个电视节目，收拾厨房的橱柜，上网购物，或者搜一搜某个新闻，任何能让我不去床上的事情都行。然而，这些事情中有一些确实能作为一种睡前清空大脑、放松身心的好办法，但我并没有很放松地做这些事。我当时做这些事情到了近乎偏执的地步，试图让脑子尽可能地转起来、忙起来，这样我就不会有机会焦虑到点儿该睡觉的问题了。在我终于停下手里的事情后躺到床上时，我累坏了，但我的大脑还在飞速运转。上床时间越晚，我就越是焦虑自己的睡眠时间不够了。

记忆

我们睡觉前翻来覆去会思考一大堆东西的另一个原因则是和记忆有关。如果我告诉你一个重要号码而你没法写下来，你要怎么把它牢牢记住呢？你大概会自己反复念叨这个号码。我们的大脑有时候就会这样记东西。大脑只是想通过反复回忆待办事项以及其他事情，确保我们不会遗忘。但倒霉的是，这种提醒常常让我们睡不了觉，而睡眠不足的副作用包括什么呢？健忘。所以，真是谢谢你了，大脑！

精神无休

各种各样的复杂研究都表明，让精神休息一会儿大有好处，但你不需要变成科学家也能明白，缺乏休闲时间为什么会损害我的睡眠：我的大脑在睡觉时滚动播放各种信息，是因为我没有给它其他选择。

在失眠最严重的时候，我要从晚上 10:00 工作到差不多早上 9:00，包括《环球时闻》《美国今晨》，还有《早安美国》这些节目。工作时段实在是太忙了，我甚至根本顾不上去厕所。除了这些工作，我还经常在白天接拍摄任务，有上述这几个节目的，还有《夜线》栏目的。除了上床睡觉和工作，我的其他时间都会用来做调查、烹饪、对房子修修补补、或者还有琢磨点新的生活技巧。即便是抽空做美甲的时候，我也会打开播客听一听，希望能找到新闻灵感。生活中我无时无刻不是在拼命思考或者吸收信息，也无怪乎我的大脑会在我最终决定睡觉时开始反复回放、分析这些东西，毕竟这是它一天中唯一闲下来的时候。

杰森·卡普也有类似的体验。在经历了 8 个星期强制性的睡眠剥夺之后，他花了大概 6 个月才又能睡好觉。他说，一部分原因是他对产出效率的执念。读报纸时他会在旁边做笔记，平时几乎没什么时间陪朋友，他唯一会看的电影就是那种有学习价值的纪录片。"一切都围绕着自我提升和自我完善。"他说。

这也就是说，他一直在驱使自己保持全天候精神觉醒的状态。还记得他的皮质醇水平高到什么程度吗？猜猜什么是觉醒状态的推动剂？就是皮质醇，它是一种缓慢分泌的肾上腺素。

杰森最终开始接受治疗，理疗师说他就像一台"时刻以最大速率冲刺的引擎"。确实，你也没法指望处于这样觉醒状态的大脑能一下子就睡着。首先，你得学着慢下来。

清醒的威胁

不幸的是，对于失眠者来说，条件性觉醒往往不会止步于反复回放待办事项或者消化白天发生的事情。相反，我们对于睡不着的恐惧会让觉醒水平疯狂加倍。躺在床上的时候，我们会走马灯似的想起一些吓人的说法，比如晚上睡不着的话白天会糟糕到何种地步，我们没法正常生活、工作会达到何种地步，我们因此生病会达到何种地步。我有时甚至担心我会因此而死掉。

这听起来很极端，但到了该睡觉的时候，我们确实更容易被这种灾祸临头的想法所困扰。

就像杰森·埃利斯博士在《一周治愈失眠》中所写的：大脑的某些部分到了睡觉时间就会变迟钝，即便我们其实没睡，这些部分也依旧会这样，其中就包括"负责理性、推理和逻辑的部分。"所以到了晚上，可能我们还没睡，但我们的推理能力和逻辑思维差不多已经睡着了。如果在白天发现自己长了一点雀斑，你可能会写个便签提醒自己去看皮肤科医生。而如果在晚上开始思考那块雀斑，你可能想着想着就开始思考自己的后事了。

现在回到这个问题，失眠者在就寝时间会有一种保持清醒的倾向，而且会沉溺于思考睡不着觉所带来的后果，现在你应该明白这种现象背后的原因了。我们天天躺在床上，如临大敌地思考自己的厄运，其实是明确的给大脑传递了这样的信息：睡觉时醒着是非常危险的事情。一段时间后，每天该睡觉时，大脑就会做好准备应对这种威胁，就像它在应对其他危险时所做的准备一样，这种准备的方式就是触发高觉醒水平，也就是对抗或逃避反应。我们的心率和呼吸都会加速，肌肉更加紧张，瞳孔扩张吸收更多光线。这些准备在我们需要保持警觉、直面危险的时候都是非常有用的，但在我们准备睡觉的时候就帮了倒忙了。

更令人难受的是，一些典型的入眠建议通常会加重这一点。我已经数不清我听过多少次这样的建议了：睡不着的时候，应该找本无聊的书读一读。有些人甚至建议别人去读说明书。无聊时通常更容易睡着，所以这种建议的逻辑差不多就是，你可以让自己无聊到呼呼大睡的地步。但这种办法忽略了无聊可能带来的另一种反应：沮丧。

美国广播公司的一名记者特雷弗·奥特说，他试过这个办法，晚上听着那些专门做得很无聊的播客睡觉，这些播客的目标就是让听众听到睡着。"那次实在算是特大失败。"特雷弗说。他边听边不停地想，这个节目为什么做得这么差。因为咱们是专业新闻工作者，所以他脑子里就在想："天哪，老兄！你得把这里删掉，再把那里精炼一下。"不仅毫无睡意，特雷弗还说他最后对这个糟糕透顶的故事绝望了，甚至更清醒了，满脑子都在想怎么样才能把这个节目改好。

我的朋友布拉德也有类似的体会，那会儿他听从医生的建议，睡不着的时候就去叠衣服。因为他很讨厌叠衣服，这么做反而让他非常烦躁。"叠衣服并不能让我静下心来……反而会让我彻底清醒过来。因为我心里就在想，行吧，我睡不着就必须得干这个。"

杰森·埃利斯是西北大学昼夜节律与睡眠医学中心的临床医师，同时也是研究人员。他记得曾经有一个病人就是，只要半夜醒来，就去翻电话本。和特雷弗、布拉德不同，他确实觉得这种办法有助于他睡着，但是当医生问他，这件事是否让他放松时，他却说："没有，我讨厌这种感觉，因为我必须得翻着电话本才能睡着。"

因此，即便这种办法当时奏效了，只要你产生了沮丧、挫败的感觉，那就可能适得其反。因为这时你又多了一种睡眠焦虑的来源："我必须得睡着，不然我就得去读那该死的电话本了！"

我们给自己找的害怕晚上清醒的理由越多，我们就越会把它当成一种威胁，故而在准备睡觉时，我们就越是会进入高觉醒水平的状态。

"睡了一整晚"的误区

总有人告诉我们说，好的睡眠是要从上床时一直睡到起床时，但实际上，睡眠并不是这样的。恰恰相反，睡眠是周期性的，经过一个又一个阶段，程度逐渐加深，其间还会有快速眼动睡眠，我们做的梦大多都发生在在这一阶段。每过 70~100 分钟（并不是许多论文和书中所说的正好 90 分钟），一个周期就会结束，然后下一轮周期再开始。但有趣的是，在周期与周期之间，我们通常会醒过来。我说的可不只是失眠的人，而是指所有人。

大多数人在醒来后会马上再次睡着，以至于他们甚至都不记得这些醒来的瞬间——于是就有了"睡了一整晚"的感觉。而失眠者则不同，我们差不多就因此崩溃了。

对此，睡眠医师丹尼尔·埃里克森博士解释道："不论是由于什么原因，失眠的人醒来后会清楚地认识到这一点，然后就会有一些反应。比如，他们会想：'去他的，我醒了！'或者'我怎么醒了？怎么回事？我该怎么办？我得睡觉呀！'这么一折腾之后，你就彻底睡不着了。"

问题并不在于我们半夜从睡梦中醒了过来，而恰恰是我们对此的担忧导致了觉醒，从而让我们一直睡不着。所以，下次听到"睡一整晚"的时候（也包括本书中），请记住，这是一种笼统的说法。而下次你在凌晨 2:00 百思不得其解自己为什么就醒了的时候，请记住，你会醒来是完全正常的。

"头脑安静"的误区

我那会儿面对条件性觉醒时，还完全不知道这是什么，所以就像其他很多失眠者一样，我对它的描述就是："我的脑子一直转，停不下来，弄得我睡不着觉。"这是一种很准确的描述，条件性觉醒的感觉就是如此。但其中也很明显地体现出了我们失眠人群共有的一个误区：好像全世界所有人要睡觉时都能让大脑思绪清零。

心灵冥想如今已经成为新的网络潮流了，但对我而言，它只能说是效果寥寥无几。那段时间我老是看到有文章和电视节目吹捧冥想能够如何如何让头脑思绪安静下来。这不正是我需要的吗？因此，我下载了一个冥想软件，并且一如既往地把期望预想的很好：希望做完一节冥想之后，我能像《黑客帝国》里的尼奥一样，像慢放的子弹那样，让自己的大脑安静下来。

而现实差不多是这样的：

冥想软件旁白：把你的注意力集中在你的呼吸上。感受腹部吸气、呼气……

我：明白了。呼吸，集中注意力感受呼吸。吸气，呼气。天哪，我做到了！

冥想软件旁白：现在，让注意力向下转移到双脚。感受脚趾头的所有知觉……

我：集中注意感受我的脚。我的脚趾有什么感觉吗？好像没有。但这倒是提醒我了，我又忘了去买心心念念的运动鞋凝胶鞋垫了。唉哟，我这记性！也许药店里有卖的，我去上班的时候可以顺便买上。

冥想软件旁白：慢慢把注意力转移到脚腕……

我：白痴！别操心鞋垫了！脚腕……要专注感受脚腕。吸气，呼气。脚腕感觉还不错。吸气，呼气。不过小腿前面好像有点紧。吸气，呼气。那个地方老是酸痛。鞋垫会不会能缓解腿酸啊？也许我应该直接在网上下单，这样就不会忘了。不知道亚马逊会员网上有没有卖的？

冥想软件旁白：感受腿部的一切感觉……

我：亚马逊会员网？认真的吗，戴安？！你应该好好冥想，而你脑子里却在想亚马逊会员网？！！！你可认真点吧！

我都不确定我放弃之前有没有坚持做到感受躯干的部分。本来，我希望在这里能找到让心灵宁静平和，让睡眠充裕安恬的方法。但现在，我甚至比平时更清醒了，而且快要被我自己气死了。我不仅睡眠差劲，鞋垫也不够软，现在就连做冥想也糟糕透顶了。

但我失败的真正原因是我的目标本就不可能实现。我的同事丹·哈里斯，同时也是《快乐10%》和《写给烦躁多疑者的冥想书》的作者，他解释道："这就是最不为人所知，同时又最有害的误区了……别再想着清空大脑了。除非你开悟了或者人没了，否则没人能做到这一点的。"（更多冥想相关内容，详见第二十章）

而就像冥想者不会清空大脑一样，睡觉睡得好的人也不会这样做。临床心理学家尼克·威格诺博士解释道："人类的大脑每时每刻都是无比活跃的，即便睡觉时也是如此。"他还说，人们会睡着，并不是因为脑海中的思绪停下来了，而是因为"睡眠驱动力战胜了觉醒水平"。

但是当我们开始相信大脑清零这一误区的时候，我们就开始自讨苦吃了。担忧着大脑思绪停不下来，努力着想要停止思考，恰恰拉高了精神觉醒水平，使得睡眠驱动力更加不是它的对手了。

方案：来真的吗？

建设性担忧法

我的睡眠情况第一次出现突破，是因为我意识到，我并不需要分散自己的注意力或者把脑海中的各种想法和感受通通清零。相反，我需要接纳这些思绪，并且用一种有效且无比简单的方式处理它们。现在，有请"建设性担忧法"登场。这其实是个很简单的方法，就是把你担忧的所有事情都写在一张纸上，然后在纸的背面写下解决办法。对此我必须得承认，第一次读到这个方法时，我忍不住翻了翻白眼。安必恩都帮不了我了，一个花里胡哨的待办清单就能有用？

现在，如果有人问我是如何战胜失眠的，我会说的第一个办法就是建设性担忧法。这个方法能成为我的心头好是有无数原因的，比如：便宜（只需一本一笔）；记录时间只需要几分钟；简单易上手，不用担心做得不对；而且最重要的是，真的有用！它为什么有效呢：

- 让你在上床之前就把心里担忧的事都过一遍，这样你就不需要躺在床上发愁了。

- 做了一段时间后，你会建立一种新的联系：大脑会开始把担忧的专用时间放在用笔记录这些担忧时，而不再是上床睡觉时。

- 这种练习的本质是帮助你把关注重心转移到如何解决问题上，而非沉溺于思考问题本身。这样在对睡眠有所帮助的同时，也能总体上缓解焦虑或抑郁，让你感觉更轻松。

- 在你把这些担忧都写下来之后，你的大脑就不需要再次提醒你处理它们了。你可以松一口气，不用担心自己忘记它们了，因为这些事情都写在纸上了。

杰森·卡普试了试这个办法的简略版，他称其为"脑内垃圾场"。"我把心里想到的每一件事都记下来了。无论是'要记得早上给这个人打电话，记得做这个，记得做那个'，只是一个泛泛的、在发散的想法"他描述道。杰森最大的苦恼是会在半夜醒来，而且精神百倍，毫无困意。鉴于此，他把凌晨2:00时可能会出现在他脑子里的想法都提前写到纸上了。他说："我开始认真实践这个方法后，睡觉就变得轻松多了。"

但是，和本书中提到的其他方法一样，感受方法本身的效果非常重要。采用任何方法时，如果一心想着用了就一定睡着，往往会让自己更有压力，反而就适得其反了。所以要避免这种"好，现在我用了这个方法了，看看效果好不好"的心态。相反，可以试着这么想："我用了这种方法了，现在我感觉没那么焦虑了。"

操作指南：建设性担忧法

选一个每天都能有空儿做这个的时间段，最好是睡觉前几小时。

1. 找一本笔记本，翻开，在这一页中间画一道竖线，将页面分成两栏，或者找两页纸并排放着。

2. 在左边写下各种你困扰的事情，在右边对应的位置，一一写上要解决问题需要采取的下一步行动。

· 如果你不知道下一步能做什么，那可以在纸上写：找某某人寻求建议，或者查资料寻求方法。

· 如果这件事没有解决办法（可能它没法得到解决，或者这件事超出了你的能力范围，或者你在担心的是假设中还没发生的事情），那下一步可能是接受现状，继续前进。把这一句也写在纸上吧。

3. 上床睡觉的时候，记得要把笔记本放在旁边。如果你又开始担心了，想想你已经给这些问题找好了解决方案，这一天也没什么需要你做的了。

调整

与本书中其他方法一样，在实践这个方法的过程中，你并不需要做到步步完美。你真的会动手实施的方法才是最好的方法，所以赶快用起来吧！

比如说，我就没有按照指南中建议的，在上床之前几小时用这个方法。我的工作安排每天都变来变去的，所以要在睡觉前长期空出一段时间来做这件事基本不可能。相反，我把笔记本放在床头柜上，每次都是坐在床上记录自己的担忧，也就是在我刷好牙、做好各种准备工作之前。这样实际上就违背了最基本的原则：床只能用来睡觉或用于性。但我确定我是坐在被子上面，后背靠着床头板，诸如此类。这就和平时睡觉时的姿势有足够大的区别了——睡觉时我是躺在床上，盖着被子，头枕在枕头上，灯也是关着的。这样，我的大脑就能够分辨记录建设性担忧的时间和睡觉时间了。杰森说他也是这么做的，而且这对他也有效果。

两周之后，我不再需要每天都记录建设性担忧了。我的大脑已经明白：头枕在枕头上的时候不是该思考的时间，而是意味着该睡觉了。但那本笔记本仍然放在我的床头柜上，如果我睡觉前脑子里还有一大堆事，或者我在夜半时分很有压力地醒来了，我就会溜到客厅，在那里写写我的担忧清单。通常只需要飞速写下几行东西，花不了几分钟，我就能放松下来，把那些烦恼抛诸脑后，顺利地进入梦乡了。

啰嗦两句：选一本你最爱的笔记本

随便什么笔记本和笔都可以用，但我的建议是，你用的笔记本要能够点亮你内心的喜悦。你喜欢这本笔记本的样子吗？你喜欢它在你手里的触感吗？你喜欢里面横线的间距吗？或者你更中意没有横线的本子？你喜欢这支笔的样子、触感和书写的感觉？本和笔昂贵与否并不重要，也不是必需的，但如果看着它、拿着它的时候，你心里会冒出开心的感觉，那么在这整个过程中，你都会因此更加享受，也更容易坚持下去。

—— 方案：吐露真言 ——

日志记录法

笔记本还可以以另一种方式帮助你解决睡眠问题，就是在本上写日志。我自己只有在遇到给我极大压力的事情时才会用这种方法。

操作指南：日志记录法

拿起笔，把自己的所思、所想、所感都写到纸上。不必担心写出来的东西好不好，或者能不能说得通。你只需要让意识流动起来，从脑海中倾泻到笔记本上就好了。如果你感觉不知从何写起，那就先写完这个句子："我现在睡不着，因为……"

相比于不厌其烦地想把自己的注意力从这些烦恼上移开，写日志通常要有效得多。以我的惨痛经历来看，这是因为一旦没有东西继续分散自己的注意力了，你就会发现那些烦恼还在原地等着你呢。对我来说，写日志有助于梳理清楚我对于某种情况的感觉如何，以及为什么我会有这种感觉。因为我的大脑总是想要搞清楚状况，把各种思绪安置妥帖、各归其位，通过记日志，我能够理清我自己的情绪，从而让我的大脑不再费劲地思考这些问题。

必须要说清楚的是，当我写完日志后，我还是能感受到这些情绪的。只不过因为我现在明白了这些情绪从何而来，所以我就能够接纳它们，让它们在大脑后台飞来飞去，而不是消耗我的能量。

还有另一个好处是，如果你在晚上记了一些日志，第二天白天再读，你可能会发现，前一天晚上那些让你感觉大难临头的担忧，在白天的时候再读一遍，就显得荒唐可笑了。这样的话，如果下次你又在晚上冒出了这些担忧的念头，你就可以告诉自己说，就像上次一样，你只是有点杞人忧天罢了，实际情况可能完全没有这么糟糕。

感恩日志

还有一种记日志的方法我也很推荐，就是在睡觉前花 15 分钟，写一写最近的一次正能量经历带给你的感觉，或者写一个感恩日志，记录一下你现在想感谢的人或事。这个方法可以让你在上床之后想的都是非常好的事情，也就替代了你脑海中的各种担忧。

少做点事

如果你去问一个睡眠良好的人，他们在睡前要做什么来帮助自己入睡，这些人可能只会耸耸肩。因为他们什么事都不做。但是如果你拿着同样的问题去问一个失眠的人，你可能会听到一长串回答：到点停止使用电子产品、到点停止喝含咖啡因的饮料、喝点儿草药茶、用点儿精油、泡个热水澡、各种拉伸、调节呼吸……包括你在睡眠类文章上会看到的各种事情。

表面上看来，这种办法有点儿道理。这些事情总体上都是有益于睡眠的。但问题在于由此形成的心态对睡眠并没有好处，尤其是在你有失眠困扰的时候。尼克·威格诺博士解释道："这样是在暗示你，如果你想睡个好觉的话，需要做一大堆事情才行，要做很多事、想很多问题、记住很多东西，有的还并不容易。"

这样就好像我们给自己列了一个很详细的睡前待办清单，而不是让自己松弛下来。结果就是，我们的大脑会自己想："好吧，我以为现在到了该睡觉的时间了，但……我还是调整到工作状态吧。"

因此，如果你的草药茶、精油和使用电子产品的宵禁让你愉快、放松，那也很不错！如果不是的话，那就别这么做了。在你出现睡眠问题前，你在睡前是怎么做的，现在你就还怎么做。如果记录睡眠日志让你对睡觉更头大了，那就把这个也停掉。

等到失眠有所改善后，如果你还想尝试一下这些方法，想看看能否进一步改善睡眠，那就随你了。但如果你有条件性觉醒，那现在让你睡不了觉的罪魁祸首就是担心睡不着觉本身。而此时任何会增加这些担忧的事情都是弊大于利的。

药方：将计就计

享受夜醒时光

能够入睡的关键就是，不要担心自己睡不着，而想要做到这一点最简单的就是，开始享受睡不着的时光。因此，晚上睡不着的时候，干脆就下床试试建设性担忧法。不过如果写完这个之后你还不困，那不妨好好享受一下这段时间。你可以读读书，听听播客——基本上任何你觉得享受的事情都可以，但是不要有亮光，不要做健身运动，不要吃大餐，不要摄入咖啡因，别喝酒，最好也别打游戏（关于这部分，本书之后会详细解释）。你可以随便干点儿什么，感到困了就上床睡觉。

这个方法可能需要一个试错的过程，最终找到最适合你的选择。大多数人会觉得读会儿书有助于放松身心，但是我的朋友布拉德却发现，他平时读的书这时候会让他更睡不着。"我会想一直读下去……然后我就能一直熬夜读书读到凌晨三点半。"他跟我说。经过几次尝试后，喜欢烹饪的布拉德发现，读菜谱既不会让他精神太紧张，又不会太放松，是这中间一个恰到好处的平衡点。"读这些书不会让我的精神太过亢奋，这样一些让我真正静下来读进去的东西，能够让我放松下来，大脑也不再紧绷。这个绝对有助于让我的大脑以更慢的运转速度，回到睡眠状态。"他说道。

如果把"睡眠"当作你要邀请来参加聚会的客人，这个方法就好比说另外邀请一些你和"睡眠"都愿意一块游玩的人。这不仅会使得这次聚会对于"睡眠"来说更具吸引力，而且也会使你更加放松，更不会那么在意"睡眠"是否会到场，无论"睡眠"来与不来，你都能玩得很尽兴。

我对睡不着的恐惧越少，施加给自己的要睡着的压力就越小，于是我们的觉醒水平就会变得越低，由此睡眠也就更容易来到我们身边了。

如果你和杰森·卡普是一类人，都是无时无刻不在想着过有产出价值的生活，那么这个"享受你的夜醒时光"的办法也可以适用于白天正常醒着的时候：在一天当中，花一些时间纯粹用来享受生活。杰森说，就他而言，这个建议是直接由他的治疗师提出的，他当时的女朋友也非常乐意一起帮忙。"我们一起看了《欲望都市》，看了几部傻傻的浪漫电影，还打了打电子游戏，这可完全不带有任何想要提升什么能力的企图心。"他说道。

这个过程对于杰森来说其实很难，因为他心底一直有一个声音会谴责他浪费时间，但是最终他领悟到了休闲时光的价值。他解释说："当我开始接受有的时候人们可以单纯是为了玩儿而玩儿，为了享受而享受的时候……我的内心开始平静下来，因为现在准备睡觉的时候，我不会为了提升自己的某种能力而拿起一本书，而是选择读一本我会纯粹享受、乐在其中的书。"

方案：视而不见

一切照常

我们的睡眠焦虑和觉醒水平一定程度上是以我们的注意力为生的。失眠症就极其喜欢得到我们的关注。所以尽可能否认它的存在，不要给失眠任何机会。

我是无意中探索到这个办法的，那天我恰好跟自己下定决心："不论睡眠出现什么问题，我都要该怎样就怎样，假装什么事都没有"。当时我并不知道自己其实已经发现了很重要的一个诀窍，只不过是实在厌倦了把所有时间精力都用在思考睡眠问题以及为此垂头丧气上面。但是你就会发现，当你不再纠结睡眠，转而关注其他愉快的事情后，生活还会继续下去，哪怕前一天晚上睡得很糟糕。明白了这一点就有助于卸下自己肩上压力的重担，然后我们的觉醒水平也会随之降低。

方案：亲眼可见

放松工具

这里有很多方法追求的都是放松，从渐进式的肌肉放松，到呼吸训练，再到形式繁多的冥想。我自己则是在整合了之前那几种方法之后，才发现这几种方法的效果。但话又说回来了，每个人对放松的定义和感受都是不一样的。在这一阶段，如果你想要试一试较为传统的放松工具，那就去试吧，不过在真正开始之前，请先浏览一下第二十章。从我的惨痛经历来看，这些工具对失眠者来说也可能会起到反效果，这一定程度上是由于我们自己的认知存在误区，而第二十章中的信息会对此很有帮助。

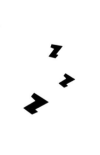

第四章

睡眠信心与睡眠知觉障碍

睡眠信心指的是相信自己上床后能够睡着，这种信心至关重要。轻松入眠无障碍的人甚至都不会思考这个问题，他们天然就有这种信心。但如果你曾经体会过前面几章所讲的困扰，那么大概率你也缺乏睡眠信心。

麻烦的地方在于，失眠者极其不擅长判断自己的睡眠情况，这一点是众人皆知的。失眠的人容易高估自己入睡所需的时间，同时也容易低估自己睡眠的总时长，偏差的范围常常比一小时还多！所以我们可能会自己感觉很糟糕，而其实我们的睡眠并没有那么糟。极端一点的案例中这种情况会被归类为睡眠知觉障碍，就是说患者会感觉自己失眠程度很严重，但经过客观的测试后，医生会发现他们的情况其实还挺正常的。

在某一次时间表变动后，我马上去做了第一次睡眠测试，从那次测试中，我就得知自己当时的睡眠状况很不乐观了。但现在我也想知道，我的症状中有多少是错误感知带来的。一个很明显的例子是，我坚信，在我 30 岁生日的那几天，我连续有 5 天都没有睡觉。就是这件事促使我终于去看了医生，并且开始吃安必恩。现在我发现，那时我可能同时有失眠和睡眠知觉障碍两种问题。假如我的初诊医师对睡眠再多了解一点点，也许她就会注意到我的主诉症状包括好几天都没有睡觉，这是睡眠知觉障碍的典型表现；也许她就会马上把我引见给一位治疗失眠问题的专家，而不是给我开一点安眠药。

要明白一点，出现这种情况的失眠者并没有随口编造或者想象症状。相反，睡眠知觉障碍方面的尖端理论认为，我们过高的觉醒水平在睡眠过程中一直存在，会让大脑比处于正常睡眠状态时更加活跃。就好像我们的睡眠跷跷板仍然还没脱离睡眠状态的范围，但是较低的那一端却是微微离开地面的，就这样悬在地面上。因此，患者会感觉睡眠状态非常像清醒状态（如图2-4）。

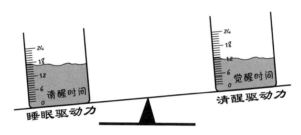

图 2-4 睡眠知觉障碍者感受到的睡眠

鉴于我们的大脑如此活跃，我们也可能会比普通人记住更多躺在床上的时间，因而就会产生一种入睡花了很长时间的感觉，也会能够回想起那些本该忘记的半夜醒来的瞬间。

我自己还有一个假想：是不是这种类型的睡眠大大减少了我们的睡眠驱动力，所以我们醒来时不会觉得瞌睡，但是因为这一整晚我们的大脑太活跃了，所以我们确实会感到疲劳。这个区别很重要，第五章会详细来讲。

好消息是，光是意识到这种知觉障碍就能有助于纠正这种错觉，也有益于提升睡眠自信。所以，不妨用下面给出的"方案"了解一下你真实的睡眠情况。

大概率你会惊喜于自己实际的睡眠时长，如果不是的话，也不必担心，降低觉醒水平也会有所帮助（详见第三章）。本书第五章将要讲到的工具也会大有帮助，而你在本章中的发现会有助于使用这些工具。

方案：高科技对策

妙用"睡眠指令"

睡眠指令（Sleep On Cue）软件并不是专门为此设计的，不过只要稍微变通一下，它也可以摇身一变，用来测试睡眠起步时间[①]与睡眠知觉障碍，不仅易于上手，而且价格也不算贵。

操作指南：妙用"睡眠指令"
---

1. 下载"睡眠指令"软件。

2. 写下你认为自己晚上入睡所需的平均时间。如果你同时在写睡眠日志，那么可以采用一周数据的平均值。

3. 准备睡觉前，请打开该软件，选择"自定义小憩"选项。

4. 提前"测试"一下，把提示音量调整到醒着时足以听到，但如果睡着了并不会吵醒你的程度，然后点击"我准备好睡觉了"。

5. 将界面上两个数字下拉菜单都选定为 500 分钟，点击"确认"。

a）如果是半夜醒来后想要测试睡眠起步时间，那么你可以把数字设定为从入睡到白天最后醒来的这段时间。

6. 以自己感觉舒服的姿势躺下，躺下后要能够空出一只手放在手机上，每次听到提示音后就抖动一下或者来回晃晃手机，直到睡着。

7. 500 分钟定时结束后，软件会显示你入睡所用的时间。建议截屏保存，或者另外记录一下，因为软件不会保存这一数据。如果定时结束前，你就醒了，请让软件继续在后台运行。在 500 分钟定时结束后，它会告诉你，你的睡眠起步时间是多少。

---

① 睡眠起步时间：指的是关灯上床和真正入睡之间所隔的时间，也就是入睡所用的时间。

8. 这样测试一周后，这 7 天的平均时间可以说明你的平均睡眠潜伏时间[1]。比较这个数字与第一步你自己写下的数字，你就能有对自己的睡眠知觉障碍程度有一个大概的判断了。

9. 如果测试时你感觉自己清醒的时间比平时要长，因而感觉沮丧，不妨下床做点儿别的事情让自己放松下来，不过不要暂停该软件，要继续等待它发出提示音。如果一声也没有听见，那就说明，你可能确实睡着过，后来又醒来了。让软件继续运行，然后看看它估测你是在什么时间睡着过。你也可以花一个小时，或者第二天整个晚上来使用"睡眠训练"选项。这个模式的缺点是，如果你睡着了，它真的会把你叫醒；而其优点在于，它会更明显地告诉你，你是否在自己没意识到的情况下睡着了。（关于睡眠训练的内容，详见第五章）

方案：发挥创造性

纸巾测试

纸巾测试是我自己照着勺子测试改良出的一个版本，也是另一种可以了解自身入睡所需时间的一个方法。要进行这个测试，需要一台有夜间拍摄功能的摄像机（类似于宝宝监护摄像头或安全监控）以及一张纸巾。

---

[1] 睡眠潜伏时间：原文为 sleep latency，与睡眠起步时间基本同义。

操作指南：纸巾测试

1. 把自己认为自己晚上入睡所需的平均时间记录下来。如果你一直在记睡眠日志，那也可以使用日志中一周所记数据的平均值。

2. 架好摄像机，准备录制自己入睡的过程。确保视频画面中能同时看到自己的手和地面。上床睡觉前别忘了按下"录制"按钮开始拍摄。

3. 以自己感到舒服的姿势躺下，手要能垂在床边，手中拿一张纸巾，开始睡觉。

4. 醒来后，检查摄像机，查看从自己闭眼准备睡觉到手中的纸巾掉落总共用了多长时间。

5. 这样记录一周，这一周的平均时间可以大概表示你的睡眠潜伏期平均长度。将这个数字与第一步中记录下的数字相比较，从而大概了解自己的睡眠知觉障碍程度。

6. 如果你感觉自己清醒的时间比平时更长，且因此感到沮丧，不妨下床做一些能让自己放松的事情，感到困意后再上床睡觉。如果你在有感觉的同时却发现纸巾已经掉到地板上了，那就说明你可能确实睡着过，只是自己不知道而已。

7. 如果你半夜醒来了，那也可以再做一遍这个测试，看看这种情况下你要用多长时间才能睡着。

8. 如果你彻夜无眠，那张纸巾也一直没有掉落，请联系睡眠专家。

方案：一举两得

有声书 / 播客测试

如果你正在和失眠作斗争，在睡觉前听听有声书或者播客可能会有一举两得的效果。

首先，有声书和播客用来转移注意力很有效，可以让我们在躺在床上时不要惦记着睡觉的问题，这样就能降低觉醒水平，有助于入眠。

现在，如果我恰好破了自己的戒，读了一封满是问题的邮件，那么我还会这样做。为了防止自己在脑子不停地思考解决办法，我会点开一个有意思的播客放着，其中的内容就会让我陷进去，然后忘记这个问题，最终进入梦乡。

但除了这一点，有声书和播客还可以作为一个衡量入睡快慢的偏方。我自己给它起了个名字，就叫"有声书／播客测试"。这个方法是我和杰德·吴博士一起琢磨出来的。

操作指南：有声书／播客测试

上床前

1. 写下你印象中自己晚上入睡通常要耗用的时间。如果你坚持记录了一份睡眠日志，也可以使用日志中一周数据的平均值。

2. 准备好一支笔和一本笔记本，放在床头柜上。

3. 随便选一个你喜欢、并且能全身心投入进去的有声书或播客……不过最好不是那种会突然吓人一跳的节目。

4. 设好定时器，时间要比你通常的入睡时间再多 30 分钟，这样让你也有一个缓冲时间。

自愿步骤：如果你和别人共用一张床或一个卧室，可以考虑戴一个发带式耳机或者其他睡觉戴着舒服的耳机。

上床后

5. 播放你选好的有声书或播客，闭上眼睛享受吧。

6. 如果音频放完了你还没睡着，翻开笔记本，在你醒来的时间画个"正"字（或其他计数符号）。第二天晚上睡觉时，给定时器再多设 30 分钟。

7. 如果你中途醒来发现音频已经放完了，而且笔记本上没有"正"字，那你有可能在定时结束前就睡着了。

8. 第二天，迅速过一遍你播放的音频，找到你印象中听到的最后一个地方，这个位置可能就对应着你睡着的时间。在本上记下这个时间点距离与测试开始的时间相隔多久。

9. 这样测试一周后，取步骤 8 结果的平均值，与步骤 1 你写下的数据相比较，这样就能大概了解自己的失眠知觉障碍程度。

10. 如果音频结束时你总是醒着，重新听一遍音频。如果你发现有任何一个片段是自己不记得的，那就说明这段时间内你可能是睡着了。在估计自己的睡眠总时长时，别忘了考虑这一点儿。

11. 如果你估算的结果是你的睡眠时长不足 5 小时，请联系睡眠专家。

注：如果你觉得听音频会让你入睡更加困难，那就别听了，下床做点儿能够让自己放松的事情，感觉困了之后再上床。你可以换一个播客、换一本有声书听，或者放弃这个办法。可能这个办法并不适合你，这也是很正常的！

我要声明一点，这个方法并没有什么科学研究，但是杜克大学医学院的吴博士，这样一位睡眠科学家以及临床心理学家告诉我，她也从自己的个人经历和临床案例中发现，这个办法是有效的。"人们听有声书或者播客的时候会定一个比如说 30 分钟的定时器，但是他们第二天通常会发现自己好像睡着得比想象中更快，因为他们不记得最后那 10 分钟书上说了什么。"她说，"……所以这个办法有时还挺让人宽心的。"

画"正"字测试

如果你正在忍受一夜醒来多次的困扰，不如试试这个方法。

操作指南：画"正"字测试

1. 把你印象中自己一晚上会醒来的次数记下来。如果你在写睡眠日志，可以直接借用日志上一周数据的平均值。

2. 准备好一支笔和一本笔记本，放在床头柜上。

3. 夜间每次醒来时，迅速在笔记本上画一笔。

4. 这样测试了一周之后，将你这周所记次数的平均值和你在步骤1所写下的数值相比较，以衡量你的睡眠知觉障碍程度。

自愿步骤：将本方法与其他方法结合起来，看看自己醒来后要花多长时间才能再次睡着。

注：杰森·埃利斯博士建议，使用这个方法时，也可以用手机记录，每次醒来就在手机上打一个"★"号或"#"号。我觉得还是纸和笔更方便快捷一点，而且也有助于克制我想要用手机干其他事的冲动。你可以随便选一个对你来说效果最佳的做法就好。

第五章

你还不够困

你试过哄睡一个在车上打了个盹，然后又醒过来的小婴儿吗，感觉如何？我来告诉你吧：那简直是生不如死。因为，在车上睡着的那短短几分钟没法满足婴儿的睡眠需求，但却足以消除他们的困意，所以他们到家之后就很难再睡着了。最后这个小婴儿会感到很累，但并不困，还会乱发脾气。然而，这种情况也会在成年人身上发生。

要明白背后的原因，你就必须搞清楚睡眠驱动力（如图 2-5），好在它就同饥饿感一样直白易懂。我们不吃东西的时间越久，饥饿感就会越重。而当我们开吃的时候，饥饿感就会消退。睡眠驱动力也是这样的。我们清醒的时间

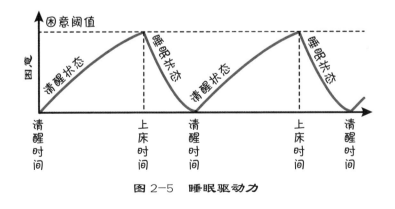

图 2-5　睡眠驱动力

越久，大脑中的腺苷就积累得越多，所以我们就会感到彼惫。而我们睡觉的时候，腺苷就会消减，连带着困意一起褪去。等我们再醒来后，这整个过程就又重新开始了。

借用儿童睡眠专家卡拉·杜马普林的一个类比，不妨把睡眠驱动力想象成一个"困意之缸"。就好比如果油箱里的汽油不足，汽车就开不远，如果你的"困意之缸"里没有足够多的腺苷，你就无法入睡，或者睡得不够久。

但是汽车没法自己驾驶自己，你的身体也没法自动填饱肚子。而睡眠在某种程度上其实和呼吸更接近：你可以屏住呼吸，但憋到一定程度后，你的身体最终会自动让你开始呼吸。睡眠也是同样的。我们有很多不睡觉的办法，但如果你的睡眠驱动力高到了一定程度，那么身体会夺过控制权，让你睡觉——不管你当时想不想睡着。

有一个很有名的例子就是阿里安娜·赫芬顿的故事：有一次她突然倒在了自己的桌子上，颧骨都摔裂了。在她的《睡眠革命》中，她讲述了自己为了适应高标准的时间表，每天只睡 3～5 个小时的故事。"我的身体再也承受不住了，于是就那样倒了下去，等我再醒来时就发现自己趴在一滩血泊里了。"她在书中写道。

杰森·卡普说，他以前每晚只睡 2～4 个小时的时候，也会遇到这样的事情。"有几次我就硬生生地昏睡过去了。"他跟我讲道。对其中某次的经过他还记忆犹新。当天他罕见地给自己放了个假，不再追求产出率，而是跟自己的挚友去看尼克斯队一次很重大的比赛。"那场比赛是下午 6:00 开始，当时甚至还不算晚上，而我在比赛开始还不到 5 分钟的时候就当场昏倒了。"他说。杰森的朋友感到难以置信。"他把我弄醒了，然后说：'你怎么回事？现在才 6:00，还是在闹哄哄的篮球比赛现场，你就这么睡着了？'而我答道：'我甚至没感觉到我睡着了！'"

尽管大多数失眠者都觉得自己的"困意之缸"肯定是已经满得要溢出来了，但事实却恰恰相反。不管自我感觉有多累，我们的睡眠驱动力很有可能少得可怜。而之所以会这样，主要就是因为我们听了那些典型的睡眠建议。

8 小时睡眠法的误区

你有多少次读过或者见过"建议睡满 8 小时"的说法？把这句话敲进谷歌的搜索框，你就会发现，数不胜数的文章里都有这句话。但是，表明我们每个人都需要睡同样长的时间才能休息好，就好像在说，我们每个人都需要吃同样多的东西才能吃饱一样——这么说显然是不对的。

国家睡眠基金会给出的最广泛适用的建议是说，大多数 64 岁以下的成年人每晚所需的睡眠时长都在 7～9 小时之间。这个范围可以说非常广泛了。继续读它给出的建议，你还会看到更多的信息：该基金会指出，6 小时或 10 小时的睡眠也是合适的。如果你还不到 25 岁，有可能需要睡 11 个小时这么久。如果你已经过了 64 岁了，那么 5～9 小时之间的睡眠都是合适的。科学家甚至发现，基因的某些突变会导致极少部分人只需要 4～6 小时的睡眠。

简而言之，每个人所需的睡眠时长都大有不同。如果要一概而论，说每个人都应该睡 8 小时，反而有可能带来不好的影响。

对于像我丈夫这样需要睡不止 8 小时的人来说，把 8 个小时当作目标可能会导致睡眠剥夺。他们和周围其他人可能都会错把这些人的困意当成懒散的表现，因为他们都会觉得，这些人已经达到了所谓的推荐睡眠时长了呀。

而对于像我这样不需要 8 小时睡眠的人来说，8 小时睡眠的误区也可能会带来一些后果。因为我们的睡眠驱动力使得我们只会睡这么点儿时间，就好比我们的饭量就只能承受我们吃这么点儿东西。而我们越是花更多时间躺在床上逼自己睡觉，就越容易产生条件性觉醒的问题。

睡眠完美主义

我们的文化氛围痴迷于追求 8 个小时的睡眠，以至于出现了叫作"睡眠完美主义"的新型睡眠问题。这种问题是指人们无比痴迷于追求完美睡眠时长，以至于一旦达不到预期，反而就会失眠。而使用睡眠监测工具时，往往会使这种症状更严重。

丹·哈里斯曾是每周播出《早安美国》节目的两位主持人之一，他就对此有过亲身体验。而讽刺的是，他的这种体验还是出现在他在自己的播客《多一分快乐》上采访了一位睡眠专家后。丹说道："除了别的事情，这位教授还说，一个人每天睡不够 7 个小时是一件很危险的事情。"于是他开始执着于此。"我真的开始特别较真，觉得 7 小时是绝对的底线……而且我当时戴着欧拉健康指环，每天都能看到自己是否达到 7 个小时的标准。"他跟我说，从那时起，生活就开始变得"一团糟"了。

所幸他在几个月之后又采访了另一位睡眠专家——唐·波斯纳博士。在播客上，他告诉丹重点并不在于睡够 7 小时，而在于要达到自己的身体感觉不错的时长。他也很贴心地补充道，如果在一天中的三个时间点感到瞌睡，也是完全正常的，这三个时间点分别是：刚起床后、正午时分、睡眠驱动力经过一天的积累在晚上达到高点时。所以问题在于，在一天中的其他时间里，你是否感觉良好？

丹跟我说："和唐·波斯纳的交流真的让我受益匪浅。和他聊完后，我才明白真正的衡量标准是'你自己感觉好不好'，这就让我宽心了不少。"

他说自己现在还是会留意一下自己大概睡了多久，而不再纠结自己到底睡了多少个小时。"这样就让我没那么紧张了，某种程度上也有助于睡眠。"他说道。

就我自身情况来说，8 小时睡眠的这种误区使得我重新审视了我从小到大的睡眠情况。以前，我在跟丈夫、跟医生描述自己的失眠问题时经常会说："我从小到大一直在失眠"或者"我一直有睡眠问题"。

如果现在要我再回想过去的话，我能发现在我上中学、大学，乃至刚毕业的那些年里，很多次睡眠不足其实是因为我当时认定了学习、工作、聚会，以及其他任何事情都比睡觉重要。但我却想不起来有多少次我是辗转反侧、夜不能寐的。大多数情况下我睡得都不错，平时感觉也不错。就像我母亲很久以前就明白的，我仅仅是不需要睡 8 个小时而已。

睡懒觉和补觉

不论你的目标是不是睡够 8 小时，如果某天晚上睡得没有自己想要的那么久，你很自然地就会想设法把这段缺失的时间补回来——尤其是现在我们经常听到别人提起睡眠不足的危害。因此，失眠者常常想通过比平时晚起一会儿或者在白天补觉来弥补这种睡眠不足。

但是如果你晚上没睡好的原因之一是因为你的睡眠驱动力还不够充足（如图 2-6），补觉的做法就相当于在刚开始给车加油的时候就立刻开车上路了。在你醒来的时候，"困意之缸"就又会被清空，而从那个时候算起到晚上睡觉前，这段时间并不足以再次装满它。到了晚上，如果"困意之缸"没有装满，你又会花很长时间才能入睡，或者半夜醒来几次，又或者早晨醒得太早。

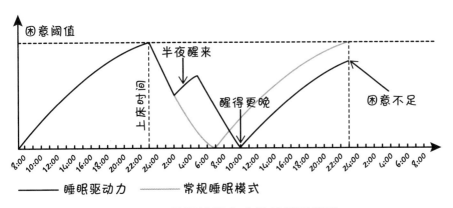

图 2-6　经历糟糕夜晚后的睡眠情况

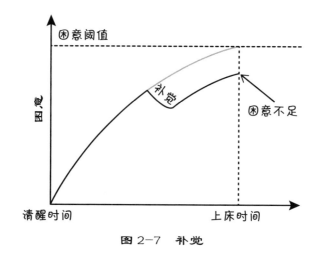

图 2-7 补觉

这样过后，失眠者往往会再次陷入恶性循环，因为他们又想要以晚起或补觉（如图2-7）的方式来弥补第二天晚上的睡眠。我们好像一个司机，反复不断地给车加油，每次只加一点点，但只有一次性给油箱加满后才能有一次长久、高效的旅程。

提前上床

终于讲到这一点了，我觉得这是给失眠者的建议中最糟糕的一条了：如果你想要更长的睡眠时间，那就早点儿上床吧。我的丈夫这么跟我说过，我的父母也这样劝过我，甚至有些睡眠方面的书上也是这么说的。如果你有着睡眠剥夺的困扰，那么这条建议很有道理，因为你确实睡得太晚了。但如果你的困扰在于上了床却睡不着，或者容易醒，那么早点儿上床只会让情况恶化。就像上面那种情况所说，上床太早其实就意味着你的"困意之缸"还没有装满，而你是在自己其实还不困的时候就上床了。

困、累、还是疲惫？

现在，停下来了解一下困倦到底是什么样子的非常有必要。我们很多人都会把"累"和"困"这两个词混着用，但我们也会用"累"来表示"疲惫"，但"疲惫"和"困"其实是不一样的。当你感觉困或者瞌睡，意味着保持清醒对你来说已经很困难了。"困"的标志包括眼皮沉重，以及脑袋像小鸡啄米一样。地铁上，如果你旁边的陌生人脑袋总是小鸡啄米，可能还把口水流到了你的肩膀上，说明他就是在犯困！

另一方面，疲惫则是指生理上用光了力气或者心理上耗尽了能量。一次汗流浃背的健身，一项复杂难解的工作，实际上还有来自各方面的压力（包括对睡眠的担心），都会让你感觉疲惫。主要的标志包括四肢沉重、状态低迷、无法集中注意力。如果你有这些症状但却找不到明显的原因，请告诉你的医生，因为这可能是某种潜在问题导致的。感觉疲惫的人通常会说自己感觉"累"，但是如果有机会小睡一会儿，他们也没法睡着。另外，尽管会出现同时疲惫又犯困的情况，但如果你只是疲惫，你并不需要睡觉，而是需要休息放松。

我这么说是因为，像其他失眠者一样，我也经常在感到疲惫的时候错误地选择去睡觉，而并没有意识到我其实不困。我会躺在床上，闭目养神，努力让自己睡着，但我的睡眠驱动力其实并不够高。用不了多久，我就会因为发现自己没睡着而开始沮丧，然后这时觉醒水平就会升高（如图 2-8）。每次的结果基本都是一样的：我很晚才能睡着，还不如像平常一样晚点上床呢。

然后还有第二种问题。当我们赖床、补觉，或者早早上床的时候，我们消耗了自己的睡眠驱动力，所以晚上就更难入睡或者难以持续睡着了。并且我们会因此垂头丧气，也就引起了觉醒。而觉醒水平越高，睡眠驱动力就越难以与之抗衡。于是，尽管问题的根本在于我们困意不足，但这一系列的压力反而会让我们感觉非常累。然后我们又会把累的感觉当作是困倦感，并开始行动——

也就是试图赖床、补觉或者早早上床。那么这就是急性失眠如何变成慢性失眠（如图 2-9）的过程。

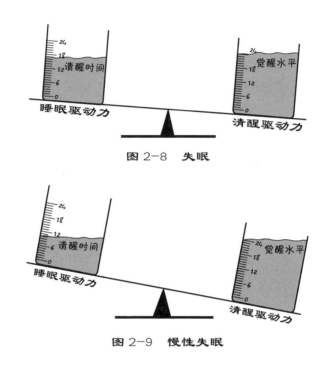

图 2-8 失眠

图 2-9 慢性失眠

不过好在，现在有一些方法能够打破这种僵局，而且有趣的是，睡眠的不足正是这些方法成功的秘诀。

方案：快捷法门

高强度睡眠再训练疗法

高强度睡眠再训练疗法是你所能找到的治疗慢性失眠最快的办法，但这种训练需要你一整晚不睡觉。如果你是喜欢"硬碰硬"的类型，那这个方法就再适合你不过了。

这种训练在快到 2010 年的时候才被开发出来，具体方法是在受训者习惯的睡觉时间开始，要求他们不断地在不超过 25 分钟内的时间段入睡，但每次睡着后就会立刻被唤醒。汉娜·斯科特博士告诉我，在训练初期，受训者在整整 25 分钟的时间内可能完全睡不着，这也非常正常，他们会休息 5 分钟，然后再次尝试睡着。但是随着时间一分一秒来到深夜，他们睡着的速度就会越来越快。等到训练结束的时候，结果表示原本需要不止 1 个小时时间才能睡着的失眠者能够在不到 5 分钟之内就睡着，而且在整个训练阶段，快速入睡的次数会达到 40 次以上。

斯科特说，一次又一次像这样快速睡着的经历会给受训者"增加大量的信心，让他们相信在训练结束后他们也能做到比以前更快速地入睡"。而从结果来看，他们确实如此。在高强度睡眠再训练疗法结束后的两周内，参与者表示和训练前相比，他们入睡的速度快了 24~30 分钟，总体睡眠时长增加了 34~60 分钟，日间疲惫感以及其他不适也有明显减少。而这些效果在 6 个月后还保持得不错。

"我们认为这种训练能产生这样的效果是因为它消灭了失眠的条件反射，就是失眠者后天养成的这种——在试图睡着时会有的反射。以前的反射就被这种新的非常强大的反射替代了，后者就使得他们能够快速入睡。"斯科特跟我说道。

当我跟丈夫介绍这种治疗方法时，他的反应是："这听起来纯粹是去受罪啊！"但像我这样严重失眠的人在听到这种方法后唯一的想法就是相见恨晚，要是自己当初被痛苦折磨的时候就能知道这种方法，那该多好啊。为了治好失眠一整晚都不能睡觉？那又如何，反正我平时不管怎么样也都睡不着的！

不过，即便你读过不少失眠方面的书，可能也没听说过高强度睡眠再训练，甚至连很多睡眠医生都不知道有这种方法！斯科特认为这是因为，这种疗法在一开始的时候必须在实验室里完成，而且全过程要 24 个小时，这就使得它的价格变的昂贵，也就难以普及了。

但科技的发展正在迅速带来改变。多亏了"睡眠指令"这样的软件，还有 THIM（一款可以戴在手指上的电子设备）这样的设备，现在自己在家也能进行高强度睡眠再训练了——而且只需要原来一半的时间。新的设备不再需要在实验室条件下通过监测身体状况来计算入睡所需时间，而是能够通过行为学方法判断受训者是否睡着了。比如睡眠指令会周期性播放柔和的铃声，需要你轻摇手机作为回应，一旦你不再回应软件就会判定你已经睡着，并且震动手机把你叫醒。

THIM 其工作模式也比较类似。它会柔和地在手指上震动，你只需勾勾手指，就能让它知道你没睡着。而一旦你不再回应，它就会判定你已经睡着，并且用强烈的震动把你叫醒。

斯科特的研究表明，这些方法在监测入睡所需时间上足以和实验室监测效果相媲美。她还说，一份即将发表的研究将证明，居家治疗的效果也能够与实验室治疗的效果相提并论。"我们已经能做到把高强度睡眠再训练成功引入居家环境中，而其疗效不会受到丝毫影响……这也让我激动不已！"她跟我说道。

我要在此警告一下，睡眠指令软件和 THIM 的网站都鼓励用户只在睡觉时间后的 1 ~ 2 个小时进行睡眠再训练，然后就像平时一样睡觉。理论上来说，连续好几个晚上进行这种训练等于用一晚上完整的睡眠剥夺来换取几个夜晚里部分的睡眠剥夺，同时也是用即刻的结果换取长期的结果。但斯科特表示，目前还没有临床研究能证明这种更长期的方法到底效果如何。如果你想要试试这种方法，可以尝试一下。要找到临床上更稳妥的方法，请参照下文基于斯科特的研究给出的方案。

操作指南：高强度睡眠再训练

提示：本方法会引起过度困倦，可能不适用于对睡眠突发变化敏感的人群，如：曾出现癫痫发作、偏头痛、双相障碍的患者。请您仅在一种情况下使用本方法，即第二天整日昏沉瞌睡也不会影响工作、带来危险的情况下。如果想要降低白天犯困带来的风险，请选择刺激控制法或压缩睡眠法，这两种方法都会在本章剩余部分中讲到。

1. 准备一个有临床支持的高强度睡眠再训练软件或设备，比如睡眠指令和 THIM。

2. 选择训练时间，需要满足：即便之后连续两天都会处于睡眠剥夺状态也无所谓。

3. 开始训练的前一晚，只睡 5 个小时，使睡眠驱动力足够高，确保能进行第二晚的训练。

4. 训练当晚，在平时的睡觉时间开始训练，按照指示步骤使用你选好的训练设备或软件。最好是在自己的床上进行训练。

5. 每次被设备唤醒后，下床休息 5～10 分钟，然后再开始下一轮训练。最好能够在休息时离开房间，不过这段时间做的事要安静、令人放松，光线不要太过明亮。

6. 如果在每段训练时你都一点没睡着，那么也休息 5～10 分钟，然后再开始下一轮训练。

7. 完成 40 轮训练或者持续训练 12 小时后（不论哪个条件先满足都可以），你就完成了整个训练。

8. 第二天正常睡觉时间前至少 2 小时内，不要睡觉，保持清醒，也不要小憩！请一定避免在瞌睡时有危险的活动，比如开车。

9. 如果你在睡觉时间之前 2 小时内感到非常瞌睡，直接上床睡觉就可以。记得把闹钟设在你打算起床的时间（你想要每天醒来的那个时间）。

10. 为达到最佳效果，请遵循刺激控制原则，保持至少 2 周（关于这个原则，详见下一个方案）。

高强度睡眠再训练的不足之处就在于帮助人们持续酣睡这一点上。同时参与这种训练和刺激控制训练的受训者的感觉效果会比单独参加其中某一种训练得到的效果要更好，而这可能就是原因之一。同时参加两种训练的人在配合度上也比只使用刺激控制法的人要高。

因此，高强度睡眠再训练不仅是对付入睡困难型失眠的绝佳方法，也可以作为一个很好的跳板，确保你会继续坚持之后的其他睡眠行为疗法，与入睡困难和难以久睡的失眠症作斗争。

方案：普适之法

刺激控制疗法

刺激控制疗法是一种常见的失眠认知行为治疗中的一种，既可以最大化高强度睡眠再训练的效果，也可以单独使用，作为一种更为普适的方法，用来掌控睡眠驱动力的力量，让你的床变成驱使你睡觉的指令。

操作指南：刺激控制法

要使用本方法须遵循一下几个简单的规则：

1. 床上只能用于呼呼大睡或男欢女爱（就是这样）。

2. 自己规定一个常态化的起床时间。即便是不上班的日子，起床也不要早于或晚于这个时间点 1 个小时之内。

3. 只有感觉犯困的时候才能上床（除非是为了性事上床！）。

4. 如果你躺在床上却一直睡不着，以至于开始心烦意乱，那就下床做点儿放松心情的事情，然后尝试以下选项之一：

a）感到困意的时候就上床睡觉。

b）提前想好自己要下床待多久——通常是 30 分钟或 1 个小时。如果你在自己定好的时间前就感觉犯困了，努力保持清醒，到点再上床。不要在沙发上打盹！

注意：提前准备好一些这个时间能做的、足够有趣的放松活动会很有帮助。像亮光等一切会让人清醒的东西都要避开。如果你不能离开卧室，杰森·埃利斯博士的建议是，在卧室里划出一个"清醒区域"

来进行这些活动。属于倒班工作的人请翻到第十四章获取更多指导方法。

5. 除非当前的时间距离你计划的起床时间已经不足 45 分钟，否则千万不要直接起床。即便是能多睡 30 分钟也还是值得你再回到床上去休息一会。

6. 最好不要打盹或补觉。如果你确实非常需要这样做，尽量控制在每天的同一时段补觉，并且每次不要超过 30 分钟。

这样尝试两周之后，如果失眠仍然困扰着你，请继续尝试限制睡眠疗法或压缩睡眠疗法，这两种方法下文都有详细说明。

方案：听着吓人用着好

限制睡眠疗法

限制睡眠疗法是最广为人知的失眠认知行为治疗，同时也是适合"硬碰硬"的另一种好办法。

要采用这个方法，需要做得很简单。限制自己躺在床上的时间，直到你能开始快速入睡并且能保持这样的睡眠状态。然后再慢慢增加自己待在床上的时间，直到你睡得足够久，睡眠效率也保持足够高。

我的朋友布拉德回忆当时睡眠专家第一次给他解释这个概念的场景说："他们当时就说：'这句话可能会听起来很奇怪，但现在你需要通过少睡来达到多睡。'"那时他会在晚上 10:30 到凌晨 1:30 之间上床，在早晨 6:00 ~ 6:30 之间醒来，但他说这中间的大多数时间里，他并不是在睡觉。"我会在床上躺着，就那么躺着，感觉累得要命，但就是睡不着。"他说。

布拉德的睡眠专家反而建议他在午夜 12:30 左右上床，在清晨 5:30 左右起床。不到两周，他就感觉到他睡得更沉了，时间也更长了，这是他以前做不到的。"这就是最让我吃惊的地方。"他解释道，"尽管并没有达到类似于'哦，你每天要睡 9 个小时'的那些数字，但我就是感觉睡的好多了。"

过了一段时间后，睡眠专家延长了布拉德的睡眠时间，每周增加 15 分钟。现在他每天晚上都从差不多午夜 12:00 开始，一直睡到早晨 6:45。"而且我感觉棒极了。"他补充道。

限制睡眠疗法最好是在训练有素的失眠认知行为治疗师的指导下进行，就像布拉德那样。治疗师会告诉你具体该在什么时间上床、起床。但研究也发现，这种方法也可以作为一种有效的自助工具，所以 S. 贾斯汀·托马斯博士和丹尼尔·埃里克森博士帮助我制作了下面这份操作指南。另外，尽管"限制睡眠疗法"这个词听起来挺吓人的，但这个方法是实际目标不是限制你睡觉，而是巩固加强你的睡眠质量。

操作指南：限制睡眠疗法

提示：限制睡眠法会导致白天犯困，可能不适合对睡眠时间突发变化比较敏感的人（比如曾出现癫痫发作、偏头痛、双相障碍的患者）。只能避开那些一旦瞌睡就会带来危险的活动时，才可以选择使用本方法，至少在刚开始的前几天要这样做。如果想要降低白天犯困带来的风险，请选择刺激控制疗法或压缩睡眠疗法，这两种方法都会在本章中讲到。

1. 借助第四章中的工具或者睡眠日志中记录的一周数据的平均值来估计从上床到起床之间，你通常能睡着的时间。这个数字不需要非常精确。（注：这一步不建议使用睡眠记录工具）

2. 将你在床上的时间缩减到和你睡着的时间一样长。如果你入睡有困难，那就晚点儿上床；如果是难以保持睡眠，那就早点儿起床；如果你同时有这两种困扰，那就同时调整上床和起床时间。

　　a）比如说，你通常会在床上待8个小时，但只有6个小时是真正睡着的，那就要把床上的时间减去2个小时。要做到这点，你可以晚2个小时上床，或者早2个小时起床，或者晚1小时上床，早1小时起床。

　　b）你的睡眠时间应该不低于5.5个小时。即便你觉得自己真实入睡时间比这还要少，也不要再缩减了。

　　c）你可以选择额外增加30分钟时间，作为入睡缓冲期。

　　3. 如果还没到你的新设定的睡眠时间，那就不要上床（可以晚于这个时间）；如果你没有睡意，那也不要上床。

　　4. 任何时间如果你觉得躺在床上的时间已经久到让你心烦了，那就下床做点有意思又能让自己放松的事情，感到困意时再上床。

　　5. 到了你自己设定的起床时间就一定要起床（可以早于这个时间）。不能关掉闹钟继续睡。

　　6. 不能小憩或打盹儿！除了你规划的睡眠时间，其他时间都不可以睡觉。

　　7. 克制住自己作弊偷懒或者放弃的冲动。在上床时间到来之前要一直保持清醒会变得更加困难，但是在几天之后，你就会更快睡着、睡得更深、睡得更久。因为你的身体正在通过提高睡眠质量来弥补睡眠时间上的损失。

　　8. 只要你能够晚上持续酣睡中途不醒或者只会短暂醒来，并且对于自己的入睡速度感到满意，那就可以延长你的睡眠时间了。每周延长15分钟，直到你感觉能够在保持睡眠效率的同时又得到足够的睡眠时间。

　　a）衡量睡眠效率有一个大概的标准，就是你在床上的85%～90%的时间都是睡着的。不过也不要太执着于这个数字，没必要这么精确。

　　9. 如果你再次出现了入睡困难或久睡困难，那就倒回去一点。出现困难问题意味着你在床上的时间超过了应有的界限。

数字化限制睡眠法

如果在使用限制睡眠法时想要多得到一些指导，那你可以考虑一下第二章里提到的数字化睡眠障碍认知行为疗法。就拿"睡眠障碍认知行为治疗教练"软件来说，它会基于你在软件内睡眠日志部分输入的数据，告诉你具体的上床和起床时间，而且这个软件还是免费的！

—————————————————— 方案：轻松治疗 ——————————————————

压缩睡眠法

如果限制睡眠疗法把你吓得不轻，也许你会想试试压缩睡眠法。像前者一样，压缩睡眠法的原理是减少你躺在床上但又没睡着的那部分时间，但它不会先简单粗暴地砍掉你的睡眠时间再慢慢增加之，而是让你能够慢慢减少床上时间，从而达到目标。如果你不喜欢"硬碰硬"的方法，这个肯定会适合你！

阿拉巴马大学伯明翰行为睡眠医学中心主任 S. 贾斯汀·托马斯博士跟我说，对于可能对睡眠时间表突然变化比较敏感的病人，他更喜欢用压缩睡眠法。并且使用这种方法会使过度缩减床上时间的风险变得更低，从而也会减少白天瞌睡带来的风险。我喜欢它的另一个原因是，用这个方法不需要那么多计算！

尽管它有这么多好处，但在我曾经读过的有关失眠的书和文章中，除了学术类教科书，就没再有其他书提到这种方法了。我不禁开始思考，有多少人会因为害怕限制睡眠疗法而完全拒绝失眠认知行为治疗，却不知道还有其他选项。接下来这份指南是我在 S. 贾斯汀·托马斯博士以及丹尼尔·埃里克森博士的帮助下整理出来的。

操作指南：压缩睡眠法

1. 想一想你想要以什么样的速度减少或"压缩"你的睡眠时间。这件事并无定准，不过托马斯博士说普遍来讲，建议是每周压缩 15～30 分钟。压缩速度越快，见效就越快，但这样也会导致白天有更高风险出现不适。

2. 如果你入睡有困难，那就推迟上床时间；如果你难以持久睡眠，那就提前起床；如果两种问题都存在，那就同时调整起床和上床的时间。

a）例如，如果你打算每周压缩 30 分钟，那么你可以推迟 30 分钟上床，或者提前 30 分钟起床，也可以把上床时间和起床时间分别推迟或提前 15 分钟。

3. 如果还没到你的新设定的睡眠时间，就不要上床（可以晚于这个时间）；如果你没有睡意，那就不要上床。

4. 任何时间如果你觉得躺在床上的时间已经久到让你心烦了，那就下床做点儿有意思又能让自己放松的事情，感到困意时再上床。

5. 到了你自己设定的起床时间就一定要起床（可以早于这个时间）。不能关掉闹钟继续睡。

6. 不能小憩或打盹儿！除了你规划的睡眠时间，其他时间都不可以睡觉。

7. 不断压缩你的睡眠时间，直到你能够做到中途不醒来或者只短暂醒来几次，并且对自己的入睡速度感到满意。

a）衡量睡眠效率的大概标准是，有 85%～90% 的床上时间都是睡眠状态。如果你达到了这一标准，但仍然觉得自己睡眠效率不高，请咨询睡眠专家。

b）如果你的睡眠效率再次降低，请从上次停下的地方开始，继续压缩。

c）在床上的总时间不要低于 5.5 个小时。如果你已经压缩到这个程度但还是感觉睡眠效率不高，那么请咨询睡眠专家。

d）如果在睡眠效率高的情况下过了几天后，你在白天会感觉瞌睡，那就慢慢增加你的睡眠时间。出现这种情况可能说明你还需要更多的睡眠。如果这样做不管用，请求助专业人士。

我是怎么做的

之前我与失眠作斗争的时候，我没有听过压缩睡眠法或者刺激控制疗法。所以，考虑到我的时间表很特殊，我决定试试我自创的一种限制睡眠法。那时我还不知道，我的这种方法把那三种方法的一些元素都综合起来了。

那时，我不仅是要在晚上工作，在早晨 5:00～9:00 才能回家，有时候上午、下午、晚上还会再被叫回去完成额外的拍摄任务。所以我不能像正常建议的那样，而是要单独规划，根据我自己的睡觉时间来考虑。

我也跟领导讲了我的睡眠问题，以及我的时间规划。我们俩一块商量好：大概从早上 9:00 到下午 3:00，公司就当我处于无法工作的状态，突发新闻也与我无关。这样一来，即便在我最忙的那段日子，我每天也能拿出大概 6 个小时躺在床上。

最后，我把起床时间（前提是我没有接到额外的工作电话）定在了下午5:00——在领导和我商量的休息时间之后 8 小时。这比我通常的睡眠时间多了不少，但仍然比我以前在床上待的 12 个小时要少很多。在晚于 9:00 回家的时候，我也能因此更加放松了，因为我知道自己有充足的时间放松下来，好好睡一觉再去上班。我也发现，如果有需要的话，我总是能进一步缩减这个时间。

所以我的限制 / 压缩睡眠法则是这样的：

1. 不要在早晨 9:00 前上床

2. 不要在不困的时候上床

3. 不要小憩

4. 不要在下午 5:00 之后还待在床上（距商量好的休息时间 8 小时之后）

刚开始的时候一切都乱七八糟。需要加班工作的时候，我回到家了也感觉精神百倍，至少要到上午 10:00 之后才会感觉到困。有时当我下班很早，还没到上午 5:00 就回到家的时候，我感觉要撑到 9:00 才睡简直比登天还难。周末尤其难受，因为晚上我要待在安静的公寓里，旁边是呼呼大睡的丈夫，不像平时我待在嘈杂的演播室里，到处都是其他醒着的人。当我能睡着的时候，逼着自己在下午 5:00 爬出被窝也实在是困难非常。

但我一直坚持着这么做。一两周之后我的睡眠情况开始改善，而我继续压缩自己的睡眠时间，把睡觉时间推迟到早晨 9:30，起床时间提前到下午 4:30。我入睡的速度越来越快，睡眠状态也越来越持久。我还发现，即便过早醒来，我要再次入睡也变得更容易了，而且睡觉中途醒来的情况变得越来越少。

三周后，我又做了一次睡眠结构图测试。斯特恩博士说，我的睡眠时间达到了 6.5 小时，深睡和浅睡的比例也几乎正常了。然后睡眠时间后来又达到了 7~8 小时，最后保持在 6.5~7 小时之间，这似乎就是最适合我的睡眠时间了。

啰嗦两句

设定你自己的睡眠时间表的时候，不要低估了我所说的"反向禁令"的威力——也就是在禁止自己在某个时间前上床。这一点听起来可能不符合直觉，但是努力保持清醒比逼着自己睡着更能减轻失眠带来的焦虑，并且还可以积累你的睡眠驱动力。你只需要告诉自己，这样做仍然是一种有益于睡眠的事情就好了。但如果你用来消磨时间、等待上床的是玩快节奏的电子游戏或者一直刷社交软件到停不下来，那可不会有丁点儿好处。

体育锻炼

除了保持清醒，还有另一种大家都知道的办法能够增加腺苷数量，那就是体育锻炼。所以一次不错的健身不仅会让你感觉累，而且会真的能让你产生困意。

美国职业摔跤明星科菲·金士顿是我上大学时的朋友，在他那种疯狂的行程时间表之下，他还能睡着，有一部分原因就是因为运动。"如果不运动，我就感觉哪里不对劲。"他跟我说，"从大学起，我一直在坚持健身……要是运动没法让你像我一样轻松入睡，那我真是会大吃一惊。"

杰森·卡普也说，运动帮助他的睡眠回到了正轨。"我发现如果我拼命锻炼，一直运动到精疲力竭，然后就确实能睡得更久。"他说，"所以我就重新开始锻炼了……每天至少运动一小时。"

诚然，我知道我们大多数人不会像科菲、杰森一样运动那么剧烈或者坚持那么久，但坏消息是，大多数受失眠困扰的人都会反其道而行之。我们会放弃之前常做的体育运动，从而腾出更多时间躺在床上，试图弥补缺失的睡眠。而等到我们终于完成了补觉，下了床之后，也仍然感觉很累，并不想运动。从而缺乏运动又会削弱我们的睡眠驱动力，导致我们更加难以入睡或者久睡，最终就形成了失眠的不断循环。

所以尽管看起来很难，但是，在一天中你想要醒着的这些时间，要以任何可行的方式运动起来。这样做除了能让你更清醒，还可以缓解焦虑，并且是形成困意的额外帮手（关于体育锻炼能如何影响睡眠，详见第十二章）。

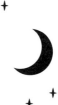

第三部分

昼夜节律与作息安排的较量

如果我们醒得越久，睡眠驱动力就会积累得越多，导致我们的精力就进入了稳定降低的状态。但有时候，我们会感觉到自己的能量会在某些时间稍稍降低，随后又会"乘风再起"。所以这到底是怎么回事呢？现在有请"昼夜节律"登场。

昼夜节律是一个生物钟，它和睡眠驱动力共同控制着我们的睡眠／清醒循环。睡眠驱动力是会在我们醒着的时候稳定增长，在我们睡着的时候稳定下降的，而昼夜节律在会在一天中起起伏伏，让我们在某些时间感觉更清醒或更迷糊，不管我们有没有睡觉。它就像处于自动驾驶模式的睡眠驱动力。所以，压力、兴奋、放松都会影响我们的觉醒水平，而昼夜节律也一样会对它造成影响。

每个人的昼夜节律都各不相同，但总的来说，它都是会在晨间升高，下午时稍稍降低（因此在一天正当中有个下坡），在傍晚再次升高，直到夜间大大降低。以一个从晚上 23:00 睡到早晨 7:00 的人为例，如果把昼夜节律和睡眠驱动力在同一张图上显示出来（如图 3-1），就会是这个样子。

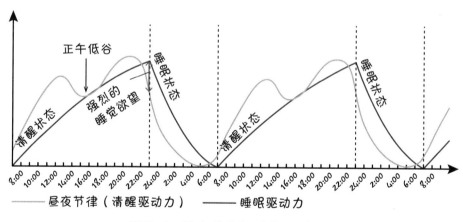

图 3-1　昼夜节律与睡眠驱动力

最理想的上床时间就是在昼夜节律水平开始在夜间骤降的时候。如果我们一整天都醒着，那睡眠驱动力就会很高。鉴于我们已经充分放松了，处于高位的睡眠驱动力加上不断降低的清醒驱动力就使入睡变得容易起来。在睡眠过程中，睡眠驱动力减退，同时清醒驱动力也在降低，因此睡眠才能不断持续。在夜间达到最低点之后，早晨清醒驱动力又会升高，唤醒我们，并且带来不断升高的能量。而一晚上的睡眠也让睡眠驱动力消退了，于是我们就能充分准备好迎接新的一天了。

听起来不错吧？如果它按部就班地这么来，那确实挺好。但当你的作息安排和昼夜节律不再同步的时候，它就会给你的睡眠和整体状态带来很大麻烦。你们大多都在倒时差的时候体会过这种感觉。你想要在新时区的时间下入睡再醒来，但是昼夜节律却还在按照原来时区的时间工作。所以当你想要睡觉的时候，你的清醒驱动力还很高，而当你要起床的时候，它却又很低。

随之而来的后果就是白天的疲惫、瞌睡、无法入睡、肚子不舒服，就是两个字——难受。

而对我来说，这是我很多年来每天会都经历的。由于我的工作时间非常特殊，我得日复一日地在清醒驱动力特别低的时候起床去上班。而当我回到家后，我又要在清醒驱动力非常高的时候努力入睡。所以有很长一段时间我都无法入睡，也就是说，当闹钟再次响起的时候，我只睡了短短几个小时。因此，我不仅是因为昼夜时间的关系和处于低位的清醒驱动力搏斗，而且由于缺觉，我的睡眠驱动力也变高了。我难以用语言表达当时的情况到底有多艰难，因为我要在两股力量的对抗下，爬下床去完成一整天的各种事务。你会感到四肢沉重，就好像陷在流沙里一样。而当你的昼夜节律水平开始升高，沉重感开始减退了，可是依然很高的睡眠驱动力还是会让你感觉迷迷糊糊、浑身酸痛、疲惫不堪，更不用说还有一堆其他症状了。

祸不单行，因为那段日子躺在床上睡不着，心情崩溃，所以我又患上了条件性觉醒（详见第三章）。就这样，不知不觉中我要面对一套组合拳：除了昼夜节律紊乱，还有失眠症。

当我寻求解决办法时，最常听到的一个回答就是辞掉工作。但辞职实在是一件大事，变化这么大，后果也不小。而且我也喜欢我的工作。另外，如果接着读后面几章你就会发现，并不是只有工作时间特殊的人会受到这种困扰。昼夜节律问题并不仅仅是夜班工作者会遇到的——如果真是这样的话，辞掉工作这种办法反而更加不现实了，因为它意味着要让每个这样工作的人都为了改善睡眠而辞掉工作。

幸运的是，还有另一种办法。尽管昼夜节律听起来常常是一种难以移除的障碍，但我们确实会最终适应时差。这是为什么呢？因为我们的昼夜节律会从各种方面接收信号，比如我们什么时候吃饭、什么时候睡觉、什么时候活跃。最重要的是，我们周围什么时候有光线，什么时候没有，它都会进行相应的调整。借助这些信号，我们不仅可以加速倒时差的过程，而且还能改善其他各种昼夜节律紊乱。

第六章

作息类型

昼夜节律在一天中什么时候达到顶峰、落到低谷，决定着一个人是否会自然而然地早睡早起还是晚睡晚起，这就是人们的作息类型。人们通常会划分出两种作息类型——夜猫子和早起鸟，并且通常认为作息也和一个人的品质有关，似乎一个习惯早起的人会比其他人更加有责任感，或者更加自律。但其实，人的作息类型一定程度上是由生理上决定的。

在睡眠专家看来，作息类型其实可以被划分为三种类型，而非仅仅两种。一个人属于哪种类型与其睡眠问题有很大联系。

作息类型 1：早起鸟 / 早晨型

作息类型：早起鸟型

清晨	上午	下午	傍晚	夜晚

早起鸟或者早晨型的人自然而然就会早早醒来，而且精神十足，他们在晚上则早早开始感到疲倦。这个类型的人有时也被称为百灵鸟。

作息类型 2：蜂鸟 / 中间型

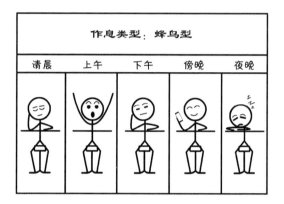

蜂鸟型或中间型的人在早晨过半的时候会很有精神，在夜色慢慢变深时会开始犯困。迈克·布劳斯博士说，如果你觉得这种情况听起来很熟悉，那是因为大概有 50% 的人都属于这个类型。有时候这个类型会被称为"两者皆非型"，因为他们既不偏向早晨型，也不偏向夜间型。

作息类型 3：猫头鹰 / 夜间型

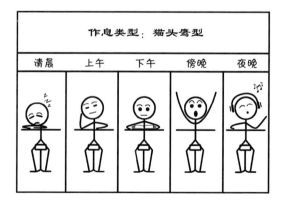

猫头鹰型或夜间型的人如果在常规时间工作，往往是三种类型中最痛苦的一类。布劳斯解释说，这种类型的人在不到午夜12:00或者更晚时是不会困的，而在早晨9:00之前想要醒来则很困难。他们在晚上精神特别好，而其他人在这个时候已经准备休息了。

有的人在各种社交活动都会是"一站到底"的那个，我也是如此，其他人说我"猫头鹰""夜猫子"的次数我自己都数不清。所以"猫头鹰"这个词对我来说实在太熟悉了。我以前总以为当这种夜猫子只是因为我喜欢熬到很晚，我不知道我其实在生理上就是适应熬夜的，更完全不知道这就是我的作息类型。

不过，虽然作息类型并不是你经常会在一条条睡眠建议中看到的，但是了解自己的作息类型，对于确认自己的昼夜节律是不是在睡眠问题上帮了倒忙以及怎样解决会有很大的帮助。

--- **方案：掌握现状** ---

作息类型调查问卷

目前能够准确测试昼夜节律的方法只有一种，就是血液或唾液检测。这种检测没法在家自己做，这也是昼夜节律研究者们想要在未来几年解决的问题。接下来最好的选择就是慕尼黑作息类型问卷（MCTQ），已经有很多研究证明，这样测出的结果已经非常准确了。但是这个问卷太长了，而且需要把一堆结果相加，要做很多……让人头晕眼花的计算。还好，问卷的设计者——慕尼黑大学的提尔·罗内伯格博士帮助我简化出了一份只有4个部分的版本。

罗内伯格说，这份快捷版问卷无法提供科学研究级别的准确度，而且表中的分类可能会因地理位置和文化的差异而不同（我觉得这些时间比起美国人的一般起床时间来有一点太早了），但它还是足以大概评估你是更偏向于早晨型还是夜间型的，从而有助于你使用本书中提到的其他工具。

操作指南：作息类型快捷问卷

填写本问卷时，请想象你正在居家中，这几天家里只有你一个人，你可以舒服地入睡，一觉睡到自然醒。家里的其他人（以及宠物）都不在家中，你没有任何义务要履行，不受任何打扰，也没有任何会阻碍睡眠的事情。

1. 你觉得自己是在什么时候能自然入睡的？（注：这里不是指上床的时间，而是指真的睡着的时间。）

2. 你觉得自己是在什么时候自然醒的？（注：在没有闹钟的情况下。）

3. 从你的自然入睡时间到自然醒来时间中找一个中间点，这个时间会是？（比如，如果你估计自己是从晚上 12:00 睡到早晨 8:00，那么中间点就是凌晨 4:00。）

4. 对照下表，看看你的中间点对应着哪种作息类型：

不受限睡眠的中间点时间	作息类型
23:00 ~ 1:30	极其早
1:30 ~ 2:30	比较早
2:30 ~ 3:30	有点早
3:30 ~ 5:00	中等
5:00 ~ 6:00	有点晚
6:00 ~ 7:00	比较晚
7:00 ~ 11:30	极其晚

第七章

作息调整

作息类型被认为是受遗传基因和年龄的影响，而这两件事都是我们控制不了的。我们大多数人在婴儿时是早起鸟型，青年时期变成猫头鹰型，之后又会倾向于把作息改回来。但除了等着年龄一点点变大，我们也没有别的办法能改变自己的作息类型，而"我们应该如何安排自己时间"的泛泛之谈永远也不会告诉我们这一点。我们总是会听到一些老生常谈的说法，比如"睡懒觉就意味着失败"，"早起的鸟儿有虫吃"以及"早睡早起能使人富裕、健康且智慧"。这些话对人们造成的影响可远远比普通的一句谚语要多。而你读过几篇文章是在讲功成名就的人都是早起者的？

这些报道并没有什么问题：苹果公司总裁蒂姆·库克凌晨 3:45 起床，或者百事公司前总裁因德拉·努伊凌晨 4:00 起床。道恩·强森（"巨石"强森）也是出了名的喜欢早起，他还推出了一款闹钟软件，让其他人也能做到这样。还有马克·沃尔伯格，他可能算是早起之王吧，当年他曝出自己凌晨 2:30 就起床的时候还因此上了头条。这些铺天盖地的新闻传达出一条信息：想要成功（或者是拥有好几块腹肌），你必须也这样起得比太阳还早。但这个方法完全忽视了作息类型。

常见的睡眠建议也是如此。青年时期，父母总是告诉我，要是我能够早起而不是熬夜学习，我的状态会变得多么多么好。这句话可能是正确的，对他们适用。但作为一个年轻的夜猫子，我可以告诉你，我也尝试过早起学习，但效果却不怎么理想。相反尽管我有熬夜学习的习惯，但我总是能拿到很好的成绩。

隐形的倒班工作者

正常的工作时间也忽视了人们的作息类型。我们总是听说倒班工作有各种困难，通常人们把这些困难归为工作时间"不正常"，比如夜班或者凌晨上班。但是这类作息对你来说是否是正常的，其实还要看你的作息类型。

美国职业摔跤明星科菲·金士顿告诉我说，如果摔跤比赛在晚上，那么他就得到凌晨2:00左右才能上床睡觉，但作为一个夜猫子，他在这个时间睡觉感觉也还不错。"在路上奔波的时候，我能好好地睡上7到8个小时。然后醒了就去体育馆，之后的4天也都是如此。"他跟我说。有趣的是，科菲是在不工作的时候睡眠才会不好，因为他还是会在凌晨2:00左右上床，但是在家时，他的孩子们会在早晨7:30左右就把他叫醒。"我精力过人……但是早晨的时候，我就有点昏昏沉沉的。"他说道。

就像科菲按照他的作息过得不错一样，早起鸟型的人如果在清晨早早上班，也是和他们的作息类型非常吻合的。但是如果让猫头鹰型的人在早晨6:00到7:00就硬让他们起床——这就使他们困上加困，而且这种困意会一直持续整个上午。由于这个原因，猫头鹰型的人常常会受到一种不公平看法的困扰——人们觉得他们就是在偷懒。实际上，他们也不过是一群倒班工作者，只是表面上看不出来罢了。有些人常常想要通过早早上床睡觉来避免这一点，最后也还是失眠了（这一部分详见第二章）。

和我一起搭过班的主持人肯蒂斯·吉布森在亚特兰大的有线电视新闻网工作时，每天凌晨4:30就要开始工作。尽管上班时间很早，但我们也并不会把这种工作当作传统意义上的倒班工作。但作为猫头鹰型，他只会在半夜12:00左右才会自然地开始犯困，因此他很难睡得够。"而且你住在南方的时候，那里明显天黑得更晚一些。要调整到该睡觉的模式太难了。"他跟我说。如果放任不管，肯蒂斯会在上午 9:00 左右醒来。所以要在 4:30 起床，对他来说就好像有 5 个小时的时差，而且天天如此。他的情况画在图上大概就是这样（如图 3-1）：

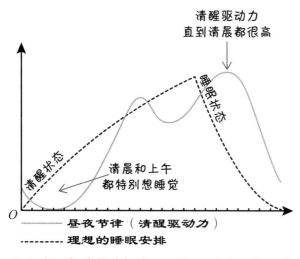

图 3-2 比睡眠时间晚了 5 个小时的昼夜节律

现在在微软全美广播公司，肯蒂斯回去后就在周末的清晨工作。他说，每周早起两次比五次要好，但上班这两天他仍然需要靠安必恩才能睡饱。

早起鸟型的人如果在傍晚工作也会感觉同样艰难。在清醒驱动力降低之后，他们就会举步维艰，但他们不得不睡得比他们自然想睡的时间更晚。然后他们的昼夜节律又会在清晨很早的时候让他们不得不醒来，于是就导致了睡眠剥夺。第二天晚上他们就得同时和很低的清醒驱动力以及高位的睡眠驱动力对抗了（如图 3-3）。

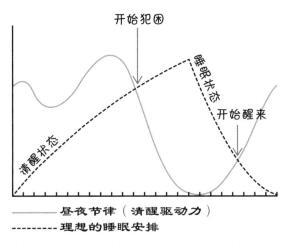

图 3-3　比睡眠时间早了 5 个小时的昼夜节律

我的母亲说，她精神状态最好的时候是从早上 6:00 到下午 2:00，而她也经历过上面刚提到的这种错位工作，就是在她去我们当地的教堂干活的时候。大多数时候，她都是从上午 10:00 干到下午 2:00，但是每周她都有一天需要从下午 3:00 干到晚上 9:00。她说这种日子"太难熬了，我努力努力再努力，拼命保持清醒，但这个过程实在是太要命了。"

她还说，如果那天有很多人来参观，那还相对轻松点儿，但如果她要忙的都是跟文件打交道的活儿，那可就麻烦了。"要在桌子前面坐着，很难，对我来说是难上加难。我必须得站一站、在周围稍微溜达溜达，然后再回去工作，不管要做啥事都是这样。"她解释道，"那种时候工作要花费的时间比平时多得多。"母亲说，在晚上工作时，她也比平时更容易犯错误，所以她得在另外几天上班的时候重新检查一遍自己前几天做的工作。

幸运的是，母亲每周只需要上一次这种时间的班，而且每周那一天下班后也能在平常睡觉时间之前赶回家。我们家离教堂也够近，所以她可以走回家，不用专门开车。但是她的另一份工作——法庭口译员，有时候就会让她不得不选择在下班晚了之后开车回家。"我记得下午 5:30 左右从法院回来的感觉，要集中注意力简直是种折磨。"她说。

所以，这些情况不仅会带来健康上的问题，而且可能会非常危险，因为有的人需要在工作的时候保持精神集中以保证安全，也有的人需要开车上下班。

社会性时差

和我们不同，我们大多数人会把工作日的闹钟当作早起的命令，而等到周末来临，我们就想在床上多躺一会儿了。因为我们心里明白周末不需要早起，所以也容易熬夜熬得更晚一些。问题是，我们的身体迫切地想让昼夜节律回到自然状态，所以就会迅速地向周末的作息时间调整。到了周日晚上该睡觉的时候，我们还怀着"周日恐惧"十分的清醒。这就是社会性时差。

我们通常需要几天时间重新让自己适应工作日的作息……等我们调整好了，刚好在下个周末又会再循环一遍。

失眠

想要让睡眠重回正轨的失眠者常常会和有社会性时差的人犯同样的错误。如果前一天晚上没睡好，我们会在醒了之后再赖一会儿床，希望这样能把前一天缺的觉补回来。但杰森·盎博士却说，这是失眠者"搬起石头砸自己的脚"的一种典型方式，因为这么做不仅消耗了我们的睡眠驱动力，而且还为第二天晚上晚睡铺好了路。如果我们这么做的次数多了，自身的生物钟就会因此感到困惑，就会认为我们应该睡得晚，而且之后起得也晚。

当然，我们大多数人是不得已才选择那些不适合我们昼夜节律的作息时间，可能是因为工作、小孩，总之是为了生活。接下来的几章会讲述如何控制自己的昼夜节律，以便更好的适应你的作息安排。但是，昼夜节律和作息安排之间差得越远，要调和它们就越困难。所以，请你尽自己所能地运用下面给出的建议，使你的作息安排能够帮上忙，而不是帮倒忙。

考虑作息类型

早起可能看起来比较用功。确实，有很多精神极佳的执行者、名人，他们的成功都离不开他们天不亮就起床的习惯。但是你知道还有谁也特别成功吗？有红迪网（reddit）创始人亚里克西斯·奥哈尼安，据说他尝试过在上午 10:00 前起床，且不到夜晚凌晨 2:00 不睡觉；有特斯拉和太空探索技术公司创始人埃隆·马斯克，他说自己大概在凌晨 1:00 左右上床，睡到早晨 7:00 才起；有脸书总裁马克·扎克伯格，他是夜猫子的事实也广为人知了，他曾有一次说，自己睡到早晨 8:00 才起，而且这还是在他说女儿提醒让他早起很多次的前提下；还有格莱美奖得主法瑞尔·威廉姆斯，据说他在半夜 12:00 到 2:00 之间睡觉，早上 9:00 才起床。还有一位我已经讲过了，就是美国职业摔跤明显科菲·金士顿，他不到 2:00 不上床，甚至在他空闲的时候也是如此。

科菲还告诉我说，他不工作时上床还是晚的主要原因是他要等到孩子们都睡下之后再完成自己的任务和健身。科菲是一个大多时间都在奔波忙碌的人，能拿出最多的时间来陪伴家庭是他的头等大事。

当然，他其实可以在孩子们醒来之前早早起床，用这段时间去做他要做的事。但是他告诉我："对我来说，在晚上健身的效果无疑要好很多，因为我在晚上的时候精神更充足。"想想他有那么一长串荣誉傍身，包括 2019 年度的美国职业摔跤冠军，似乎深夜对他来说效果确实很好。

所以，在你能掌控的时间范围内，尽量不要违背你的昼夜类型。如果你天生就喜欢早起，那就享受一下日出。但如果你是一个夜间型的人，那就不要用各种事提前预支你的早晨，这些事也可以在当天晚些时候再做。另外，马克·沃尔伯格凌晨 2:30 就起床，但并不代表你也要这么做！

对于任何读到这个地方的老板，请在制订员工工作时间表的时候想想作息类型这件事。如果你的企业需要每个人在早上 9:00 前就开始工作，不论如何请把 9:00 作为开始上班的时间。但如果你把倒班时间定成某个样子仅仅是因为"以前就一直是这样的",那么或许是时候更新一下这种设定了。用睡眠咨询师卡罗琳·舒尔的话说:"我们在失去猫头鹰型人群的贡献、技能以及创造力,因为我们迫使他们从 9:00 工作到 4:00"……而很多时候是从 8:00 工作到 6:00(更多内容详见第十四章中的倒班工作)。

方案:试验为真

稳定起床时间

如果向一个睡眠专家询问促进睡眠健康的建议,你听到的第一个答案大概率会是"每天坚持在同一个时间醒来"。这样的原因之一是,大多数人的昼夜节律都比 24 小时要略微长一点,所以我们睡觉和醒来的时间都会自动向后推移。杰森·盎博士解释说:"在同一个时间起床(理想情况下是被自然光照着醒来),对于保持昼夜节律在 24 小时循环真的是无比重要的。"如果你坚持这种作息时间,盎博士说,你的大脑就会开始调整它自己的时间,向这个明确稳定的醒来时间以及自然光靠拢。最终你就会开始在没有闹钟的情况下自己醒来,而且在每天晚上同样的时间都开始感到困意。

关于醒来时间的另一件事是:这个东西是我们能够控制的。我们不能准确控制自己什么时候睡着,但闹钟的存在让我们能做到在某个固定的时间醒来。不过早晨型人中极其早的那些人是一个例外,他们睡着和醒来的时间都太早了。鉴于他们没法逼着自己醒得晚一点,所以可以专注于推迟上床时间,并且使用本书后面几章中提到的方法,把昼夜节律也推迟一些。

但就像大多数睡眠建议中说的一样,你的作息时间不一定得是完美无缺的,但只要尽量让各种事情都保持稳定就好了。如果你由于倒班工作这样的原因无法做到这一点,那么可以翻到第十四章,查看建立昼夜节律的更多办法。

顺时针而动

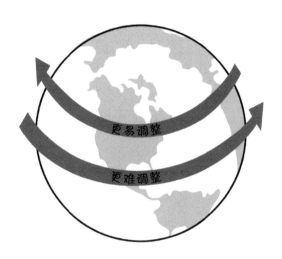

更易调整

更难调整

除非你是作息类型极其早的那种人，否则对其他人来说，推迟昼夜节律总是比提前它要简单。因此，如果你在计划一次有多个目的地的旅行，那就按照从东到西的顺序规划这些目的地吧。如果你是一个倒班工作者，试着把自己的时间表安排好，让它从你最早那一班的时间开始，然后慢慢推到更晚的时间。更多相关内容，详见第十四章。

第八章

明暗对比

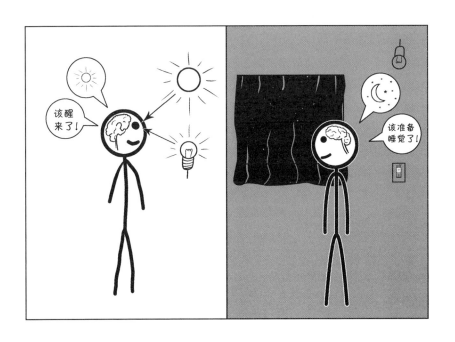

　　对于你的昼夜节律来说，最有效的指令就是亮光和黑暗。当我们眼前一片黑暗的时候，大脑就会分泌一种叫作褪黑素的激素，后者会告诉我们的身体，该睡觉了。而当我们眼前光线充足时，尤其是太阳光很足时，褪黑素就会被抑制，而我们的皮质醇水平则会升高，让我们感觉更加清醒。某种程度上来说，我们也是被太阳能驱动的。

我们常常会在讨论中听到屏幕蓝光如何破坏睡眠的话题。但关于屏幕的这些讨论往往忽略了其他的一切光源，后者也会影响昼夜节律，而且显然影响更大，也更难避免。这些讨论中也忽略了我们能控制晚间光线影响的另一种办法——在白天接受更多光线照射。

这是因为昼夜节律得到的指令完全是和对比有关。我们在白天和晚间照射光线的差别越大，昼夜节律就越能清楚地感受到我们什么时候该是醒着的，什么时候该是睡着的。

但对我们的昼夜节律来说有一个坏消息，那就是大多数人都不再像以前那样白天待在户外，一天能得到太阳发出的 100 000 勒克斯的光线了。相反，我们大多数人白天基本都待在室内，运气好的时候也才只能获得 500 勒克斯的光照。萨钦·潘达博士在《节律密码》(The Circadian Code) 一书中说："如果你唯一能回想起来的看见天空的时候就是在开车通勤的那一会儿，那你大概率没有得到充足的自然光照。"

而在一天将尽的时候，我们却处于像办公室里一样亮的光中，把情况更复杂化。所以在我们的一天开始和结束的时候，我们不是从明亮的环境转移到无光的环境中，反而是从一个灯火阑珊处去到另一个灯火阑珊处。这样就阻碍了我们的昼夜节律，让它搞不清我们到底处于什么时间，由此又会产生一系列负面影响，包括睡眠问题。

———————————— 方案：黑暗疗法 ————————————

牢记四个"光"

如果你晚上入睡困难，对于昼夜节律来说最好的方法之一就是在上床前

4~5 小时开始减少你所处环境的光照。你的大脑由此就能确定现在是晚上了，

并且为你需要的昼夜节律水平降低做好准备。

多暗才可以呢？这个答案可能并不会让人满意——依情况而定。2019 年有一项研究，关注的是在晚间要使褪黑素的量降低 50% 需要多少光线。该研究发现，最敏感的受试者只需要 6 勒克斯的光，而敏感度最低的受试者则需要在 350 勒克斯的光线下照射 5 小时。但大多数受试者在 25 勒克斯的光线下出现了 50% 的水平下降。试想一下，大多数住宅楼房间里的光照都在 100～500 勒克斯不等，现在你就能明白为什么晚上我们可能会有睡眠问题了。

当然，大多数人都不会随身带着一个光照强度测量仪，所以有一个简单很多的办法就是，以四个"光"为原则尽量减少不必要的光照。这四个"光"就是：光源亮度、光源距离、光照时长、光照方向。另外，调低亮度、远离光源、光不照脸、缩短时间，这四点都有助于减少整体光照。

我开始注意这个四"光"原则之后，很快就发现我和丈夫的用光习惯还有待改进。我们经常开着自己并不需要的灯，在用完灯之后还让它亮着，还有尽管有办法调低亮度却让灯一直处在我们不需要的高亮模式。改正了这几个问题后，不仅改善了我的睡眠质量和睡眠环境，而且还节约了我们家的电费开支。

对于那些因为过早醒来而困扰的人，你们也许可以试试减少睡醒时的光照。这样大脑就能明白现在还是夜间，还不是该醒来的时候。

➤ 台灯

作为一个曾经天天夜班，现在偶尔还要熬夜工作的人，我也在自己的办公室里调整了一下光线。办公室里的顶灯是不能调节亮度的荧光灯，所以我在早晨的时候开着它们。但随后我就会关掉顶灯，转而使用可以调亮度的台灯。使用任何能发出暖光，并且减少入眼光线的光源都可以。

➤ 不能调节？没关系

现在有了不需要亮度开关就可以调节亮暗的灯泡，调低亮度正在因为科技而变得无比得简单。只要把这种灯打开、关掉、再打开，就能切换不同亮度模式，有的灯还可以这样改变色温。

➢ **小夜灯**

推荐一个特别低成本的方法——用标准的小夜灯，就像我在卧室里用的那种一样。现在，比如晚上到了我再也不用打开亮得晃眼的顶灯了，只需要轻轻点亮小夜灯，我就有了一个让人舒心、有助于睡眠的环境，可以刷牙、洗澡、或者偶尔起夜。

➢ **墨镜**

如果你觉得这些方法都太麻烦了，那不妨试试这个没什么技术含量的办法：戴墨镜。萨钦·潘达博士在《节律密码》一书中指出，戴墨镜能阻挡进入眼睛的光线，被阻挡光线是入眼光线的 7～15 倍！确实，晚上还戴墨镜可能看起来有点可笑，但只要你再戴上一只耳机，就可以假装自己在执行绝密任务啦。

方案：运用光线

亮光疗法

可能并不是所有人都适合控制睡前光线照射，但无论适不适合，对每个人来说，只要睡眠时和清醒时的光线对比差距越大，睡眠就越好。现在我们来了解一下亮光疗法。

常见的建议会要求我们，早上起床第一件事就是到明亮的地方去，这样有利于我们晚上的睡眠。对大多数人来说，这是个好主意，但同样取决于你想要完成什么。醒来时光线明亮有助于我们一步步把自己的昼夜节律提前，让我们睡得更早，醒得更早。而睡觉时周围有亮光会有助于我们一步步把昼夜节律延后，让我们睡得更晚，醒得更晚。

因此，那些在晚饭时就坚持不住快要睡着的人，还有那些想要晚点儿入睡和醒来的人，都可以试试在睡前 4 ~ 5 个小时内增加光线照射，在醒来时避免见光。

对于想要早点儿睡早点儿起的人的来说，最好的享受光照的时间就是醒来之后的这半天时间。要使用这种方法很简单，最好是早晨起床就立刻到户外太阳下待至少 30 分钟。开始工作之后，也要想办法让自己能晒到太阳。2014 年的一份研究显示，在窗户旁工作的受试者在上班时平均比工作场所没有窗户的受试者每晚多睡 46 分钟。

阳光对老年人来说也很重要，因为他们由于眼睛晶状体随年龄增长而增厚、浑浊，会需要比年轻人更多的光照，但眼睛状况却使得进入眼睛的光更少，尤其是蓝光。

对于没机会在白天晒到太阳的人，罗格斯医学院睡眠与昼夜节律医学部的玛丽安娜·费格罗博士说，保证至少 750 勒克斯的电灯光照会有一些帮助。2002 年，有人在研究了 12 名夜班工作者后发现，这些工作者不仅说在夜班时处于亮光之下会让他们更加精神紧绷，而且他们的总睡眠时长也平均增加了 33 分钟。即便是宇航员也认为亮光疗法非常有效。

不幸的是，这些最需要亮光的人（比如倒班工作者、经常旅游者，以及昼夜类型极端的人）也是最容易把这个方法用错时间的人，因为对于他们来说，常规的指导可能并不适用。

以时差为例，如果你从美国飞往欧洲，你落地时那里可能正是早晨，但在你的身体看来，时间仍然是晚上。所以在早晨接受光照可能不会将你的节律之钟提前，反而会推后，导致你的时差感变得更长。

费格罗博士帮助我做出了下面这份指南，它应该能帮你搞清楚为了睡眠，应该在什么时候获得光照、什么时候避免光照，不论你的工作作息是什么样的都不影响。倒班工作者可以翻到本书第十四章了解更多指导意见。

操作指南：亮光疗法

提示：有眼部疾病或双相障碍者、对光敏感者、因用药导致自身对光敏感者，并不建议使用本方法；本方法也不是为工作作息只维持不到两周的倒班工作者（更多内容，可以浏览针对性解答部分）所设计的。亮光疗法有时也可能会导致诸如恶心、头痛等副作用，甚至个别人会出现轻躁狂的症状。如果感觉不适，请停止操作。如之前所说，请咨询你的医生。

准备工作

● 连续空出两天晚上（如果更多更好），得是能够等到有困意再上床并且可以睡到自然醒的两天，以此确定你自然的睡觉时间和醒来时间。

● 确定一个比较实际的、能一直坚持下去的睡觉时间和醒来时间作为目标，即便是周末也能坚持做到的那种。

将节律之钟提前

1. 自然醒来时，在亮光下至少待30分钟（最好是太阳光）。光线要能照到你的眼睛，但请不要直视光源，同时光线也不至于强到让你需要眯眼。不管你实际上几点醒来，都要把亮光设定到你自然醒来的时间。醒来后，你可以做任何事情，只要不会挡住光线进入眼睛即可。

2. 接下来的8个小时里，也请你寻求尽量多的光线照射。

3. 在自然睡觉时间之前5小时内，请避免不必要的光线，如果做不到5小时，至少也要有3小时。对你的身体来说，现在是晚上了，所以这时有亮光就会让你的节律之钟朝错误的方向移动。

4. 每天提前光照时间，每次最多提前1小时，直到你的节律之钟和你的目标作息吻合。如果可以的话，同时也慢慢把醒来时间和睡觉时间提前。

5. 实现目标后，在新的醒来时间保持每天 30 分钟的亮光光照，至少再保持一周。

6. 即便是周末，也要坚持新的醒来时间。睡懒觉可能会导致前功尽弃。

7. 如果你想提前的时间大于等于 8 个小时，不如试试推迟节律之钟。除非你非常倾向于早晨，否则推迟会比提前更简单。

将节律之钟推迟

1. 在自然睡觉时间之前 1~2 小时内，让自己待在亮光中。不论你实际的睡觉时间是什么时候，都将光照时间调整到自然睡觉时间。只要不会阻挡光线进入眼睛，你可以做任何事情。

注：如果你熬夜了，可以增加光照时间，这样并不会和第 2 步冲突。

2. 在你自然醒来前的 3~5 小时内避免不必要的光线。对你的身体来说，现在是早晨，所以这时如果有亮光，会使节律之钟朝相反方向调整。

3. 每天推迟光照时间，每次最多推迟 1 小时，直到你的作息与目标时间吻合。如果条件允许的话，也可以慢慢推迟醒来和睡觉的时间。

应对时差

- 如果可以的话，在旅行开始之前就开始使用亮光疗法。这样就可以有先发优势，并且减少一些到达目的地后在错误时间受到光照的风险，尤其是在你由西向东旅行的时候。

- 如果要去东边：按照前文指导将节律之钟往前调，调整基础是你在出发地的自然睡觉时间和自然醒来时间。

- 如果要去西边：按照前文指导将节律之钟往后调，调整基础是你在出发地的自然睡觉时间和自然醒来时间。

> ### 啰嗦两句：做到舒适便捷
>
> 很多灯箱的光线都有 10 000 勒克斯，真的亮得让人无语。这种灯光对于有些人来说可能不错，但对其他人来说可能就会造成不适了，还可能增大出现副作用的概率。费格罗博士说，一条普遍适用的建议就是，光线不要太亮，不要亮到你很想转头不看那里或者需要眯起眼来的地步，还有就是，入眼处光线大概在 750 勒克斯的程度会比较有效。
>
> 我的第一个灯箱有电脑显示器那么大，但我现在用的这个就是小平板的大小，放在我桌上就像一个相框一样。

--- 方案：光谱疗法 ---

光线色调的影响

如今我们都听说过，睡觉前受蓝光照射会影响睡眠。而 2019 年有一项研究发现，小白鼠的眼睛中有一个之前尚未得到充分关注的部位对于黄光会有更强烈的反应。

该研究指出：夜间将屏幕由蓝光改成黄光的软件会起到反作用，这一成果登上了多家报纸的头条。研究人员还表示，与大众常识不同，在白天适用暖色调，晚上用冷色调，可能会更有好处。他们的理论是：蓝光其实与黄昏有关，而黄光则与白天的亮光有关。

我怀疑他们的说法是基于一个和科学毫不相关的理由。任何在不同光线下化过妆的人都知道，想要模拟日光，就要用冷色调的白光，而不是暖色调的光。当然我并不指望你因为我的化妆镜而采信某些睡眠建议。所以我去找了这项研究的第一作者，蒂莫西·布朗博士。他非常和善地向我阐释了他的研究成果。之后我也同该领域的一些专家聊了聊，蒂莫西还跟我推荐了其中一些人的研究。

他们的意见是，这项研究是学术研究的前沿，但他们也说，至少就目前来讲，大量证据依旧表明，蓝光是对人类昼夜节律系统同步调整影响最大的因素。因此，理想情况是，你可以在白天待在日光或冷色调光线的照射下，在上床前几小时内再把冷光换成暖光，或者最好没有光。

➤ 可调式发光二极管

有些灯泡具有多种颜色选项。你可以白天用冷光，晚上就换成暖光，有的还能通过软件或开关调节亮度。

➤ 红光小夜灯

索尔克生物研究所的研究者兼教授萨钦·潘达博士表示，用红色的小夜灯在卧室里亮一整晚，会很有帮助。

当然，很重要的一点是，要记住任何颜色的明亮光线都有可能会导致警觉反应。因此，尽管改变色温会很有帮助，但更要注意减少睡前光照强度。

方案：心里有数

光照强度表

大多数人并不会随身携带照度计，所以不妨看看下表，表中（如表 3-1）列出了在不同情景下的光照情况。

表 3-1 光照强度表

分类	情景	大概光照强度／勒克斯
白天／阳光	阳光直射	100 000
	日光（白天普通光线）	10 000
	阴天	1000
	室内、窗户边	1000
	室内、远离窗户	25～50

续表

分类	情景	大概光照强度 / 勒克斯
晚上 / 电灯照明	办公室	250 ~ 1500
	手术室	1000
	超市、车间	750
	图书馆、杂货店、展厅、实验室	500
晚上 / 电灯照明	厨房	500
	体育馆	500
	托儿所	500
	会议室	300
	教室	250
	就餐区	150 ~ 200
	大厅、走廊、楼梯井、浴室	200
	库房、家里、剧院	150
	周围无光的公共场所	20 ~ 50
	黄昏（没有电灯照明）	10
	夜空（没有电灯照明）	<=0.1

数据来源：美国国家光学天文台

方案：拓展阅读

屏幕使用小窍门

一个关于睡眠的坏消息是，传统意义上的灯光并不是夜间光线的唯一来源，对于我们大多数人来说，还有另一个更难隔绝的光源：屏幕。但是，除了大多数文章会让你相信的那些，关于屏幕，其实还有更多需要考虑的事情。请阅读本书第十六章，了解更多如何运用（或者不用）屏幕来促进睡眠的最佳办法。

方案：借助阴影

遮蔽阳光

要控制晚上电灯的照射量，一旦你掌握了方法和工具就非常简单。但是如果由于倒班工作或者日落较晚，当你的"晚上"来临的时候太阳还挂在空中，那事情就有点棘手了。还记得有一个研究发现，平均 25 勒克斯的夜间光照就会导致褪黑素减少 50% 吗？现在思考一下，太阳光的强度最高可以超过 100 000 勒克斯，现在你开始能明白为什么在刚经历了日光条件之后会难以入睡了吧。

好在还有很多简单的办法可以解决这个问题。如果你不用开车，就可以在出门或者通勤时戴上防蓝光眼镜或者墨镜。确保你的卧室可以"屏蔽光线"，这一点可以通过第二十二章的建议来操作。离开家之前，关上窗户挡光板①，这样等你回到家的时候家里也会很黑——这也属于能诱使你的昼夜节律感觉现在是晚上的办法。

这是我在上夜班时用过的最有效的方法之一，不过你不需要完全听我的。参与这项研究中的 12 位夜班工作者称，开始戴墨镜回家之后，他们的睡眠总时长平均增加了 67 分钟——超过 1 个小时的额外睡眠！仅仅是因为带了墨镜！这可是比他们使用亮光疗法之后获得的 33 分钟额外睡眠还要更长。

而在这一方法对任何上夜班的人都尤其重要的同时，它也可以适用于任何在想要上床的时候没有困意的人。但是我还得再说一句，如果你必须开车回

---

① 译注：如百叶窗等。

家，那就别戴墨镜了，因为这样会让你在开车时睡着的风险更大。

即使是现在，我也还在通过光线控制法让自己能像猫头鹰一样，在工作作息处于早间新闻模式时能够正常工作。在傍晚，我会放下百叶窗，调低屏幕和灯光亮度，如果天黑之前我在外面，我还会戴上墨镜。这些小窍门会让我的昼夜节律误以为现在时间比实际更晚，这样我醒来的时间就因此更加自然了。

第九章

褪黑素怎么吃才对?

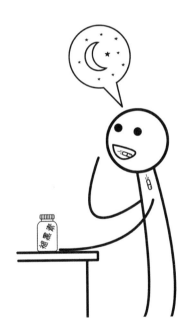

人们对安眠药普遍存在误解,但被误解最深的莫过于褪黑素了。褪黑素常被描述为一种纯天然、不成瘾的安眠药,听起来就是失眠者的梦中情人:吃一粒药,睡一整晚,完全不用担心副作用——问题就这么解决了。但坏消息是,事实情况要比这个更复杂。

正如马修·沃克博士在《我们为何睡觉》一书中解释的，褪黑素就像在赛跑开始时鸣枪的那个人。它给身体发出现在是晚上的信号，但就像鸣枪者不用亲自比赛一样，褪黑素并不会促成睡眠。这就仿佛一个家长告诉孩子，现在该睡觉了，但孩子还是会清醒一会儿。实际上，尽管褪黑素会让人产生困意，但夜行性啮齿动物却会因它变得更加活跃。所以褪黑素其实只是告诉你该进行夜间活动的一个指令罢了。

对于大多数失眠者来说，问题并不在于我们没有收到这个指令，而在于我们的晚间行为常常就是一边盯着天花板，一边因为自己还没睡着而感到沮丧。褪黑素能给我们带来的困意还不足以助我们一臂之力，让我们能够渡过难关。因此，并不建议把褪黑素作为治疗慢性失眠的一般手段。对于包括我自己在内的失眠者来说，在看了那么多推广广告之后却发现褪黑素对自己不起作用，无疑是无比挫败沮丧的。最后，我们会感觉自己甚至比以前更加失落。

但实际上，尽管褪黑素并不能有效地打败觉醒，让我们睡着，但它却会非常有助于调整我们的昼夜节律。不过，如果要以这个为目的服用褪黑素，你可不能在睡觉的时候吃它。

———————————— 方案：吃点药片 ————————————

用褪黑素调节昼夜节律

控制光照以及光线关注的其实都是褪黑素的分泌，你可能会想，为了提高效率，可以省略中间步骤，直接在褪黑素上做文章。不巧的是，你错了。密歇根大学医学院睡眠与昼夜节律研究实验室的主任之一海伦·博格斯博士告诉我，精准把握亮光可以调整节律之钟，每天能提前或推迟大概1小时，而褪黑素的调节效果只能达到平均每天提前或推迟半小时。

不过，有些情况下，精准把控的亮光及黑暗疗法可能没有条件实施，或者可能你想要把褪黑素作为这种疗法的辅助，以便最大化调节节律之钟的幅度。博格斯博士帮助我制定了下面这份指南，可以帮助你搞清楚如何利用褪黑素将节律之钟前移或者后移。

操作指南：用褪黑素调节昼夜节律

警告：尽管目前普遍认为短期内使用褪黑素对大多数人来说是安全的，但是美国国立卫生研究院指出："目前关于潜在副作用的信息尚不充足，且不能明确认为此举是完全安全的"，并且"关于长期使用褪黑素作为辅助手段是否安全的信息仍然缺失"。糖尿病患者、孕妇及哺乳者、痴呆患者、儿童，以及任何正在服药的人需要尤其注意，因为褪黑素可能会与其他药物产生反应。为保证药效，请确认所服药物是得到消费者实验室（ConsumerLab.com）、国际卫生基金会（NSF International）、美国药典（USP）、或者 UL（UL，LLC）的认证的。

准备工作

● 空出至少连续两天晚上（更多则更好），要求这两天晚上能够等到有困意时再上床，一觉睡到自然醒。以此确定你的自然睡觉时间和自然醒来时间。

● 明确比较实际的睡觉时间及醒来时间作为目标，要求这一目标能够长久坚持下来，即便是在周末也能坚持做到。

将节律之钟提前

1. 在自然睡觉时间前 5 个小时服用 0.5 毫克的褪黑素。服用时间得在你自然睡觉时间之前，不论实际几点上床都如此。

注：对于大多数人来说这个剂量不足以让人产生睡意，但是有些人对药物敏感度更高。安全起见，挑一个可以犯困的晚上测试一下适合自己的剂量是多少。

2. 每天调整服用褪黑素的时间，最多调整半个小时（或者如果你同时还在使用亮光疗法的话），直到服药时间移动到目标睡觉时间前5小时为止。

a）如果可以的话，每天将你睡觉和醒来的时间一并前移半小时。

b）如果你调整睡眠时间的节奏比较急，导致吃褪黑素的时间和新的睡觉时间撞在一起了，可以试试将剂量提高到3~5毫克，以便产生睡意。

注：如果你的前移目标大于8小时，可以考虑转而推迟节律之钟，除了节律类型极早的人，其他人这样做会更简单一些。

如果你没法在设定好的时间服药，博格斯博士说，在2小时以内就应该都行，只不过效达不到最佳。

将节律之钟推迟

1. 在自然醒来的时间吃0.5毫克褪黑素，如果无法实现则改成该时间后2小时以内。

a）如果你醒来的时间，比自然醒时间晚不止2小时，可以用包括光照在内的其他手段，以此代替褪黑素，一步步推迟节律之钟。

2. 每天推迟半小时服药，直到醒来时间达到目标时间。

a）如果可以的话，每天将你睡觉和醒来的时间一并推迟半小时，直到你实现目标作息时间。

应对时差

● 如果可以，在出发前就开始吃褪黑素。这会让你更有优势一些，并且降低在到达目的地时收到错误时间光照的风险，尤其是在你向东旅行的时候。

● 如果要去东边：根据上述提示将节律之钟前移，操作基础是你在出发前自然睡觉和醒来的时间。

● 如果要去西边：根据上述提示将节律之钟推后，操作基础是你在出发前自然睡觉和醒来的时间。

---- 方案：可能微妙 ----

用褪黑素调整入睡用时

尽管并不建议失眠者把褪黑素当作传统安眠药，但博格斯博士说，有的人可能会发现，吃了褪黑素后入睡稍微快了一些。如果想用褪黑素达到这一目的，博格斯博士建议在睡觉前 30～45 分钟吃 3～5 毫克。因为效果比较微妙，她补充道，"如果能有一点顺水推舟的感觉会更有帮助"，只要一感觉困就马上睡觉。"不要试图操控这种感觉"。

但因为褪黑素也能影响昼夜节律，所以如果服药的时间不对，情况可能会更糟。所以如果你的昼夜节律和作息时间差距非常大，最好还是对照上面的指南检查一下自己是不是把节律之钟往错误的方向调了。

第十章

体温

褪黑素和皮质醇的水平随着昼夜节律的变化而升降，同样地，我们的体内温度也如此变化着。体温较高时恰好会感觉精力充沛，体温较低时恰好会感到犯困。当一切都处于正轨时，我们的体内温度在醒来时会升高，在睡觉时会降低。但如果睡眠经常有问题，那么我们的体温变化和作息时间也很可能脱节了。

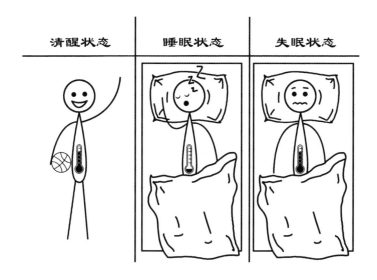

清醒状态　　　睡眠状态　　　失眠状态

入睡困难的人体温节律总是滞后，所以他们的体温到睡觉时还是太高。早晨醒得太早儿的人体温节律容易前移，于是升高的体温会使他们过早醒来然后就睡不着了。晚上常醒的人，夜间体温总是偏高。而像我一样入睡困难、又难以持久睡眠的人，在各种时候的体温都偏高。

有时情况还会更极端。比如，我的母亲总是被热醒，热到醒来后需要到浴室用凉水冲一冲脚才感觉凉快。"我一晚上的体温变化太离谱了。"她跟我说，"你看我被整得多绝望！"

其他情况则微妙得多。我的前同事伊娃·皮尔格林跟我说，这么多年来她从来没意识到自己晚上的体温会有这么高，也不知道这就是她会半夜醒来的原因。直到我跟她讲了我自己的体温问题之后，她才开始发现这中间的联系。"晚上睡到一半，我就会把被子踢掉。"她说。

如果体温调节的问题一直发生，请去咨询你的医生，因为有非常多的病症都会引起这一症状。我们还在试图搞清楚我母亲这种症状的根源何在。

但也有非常健康的人会出现体中心温度偏高的情况，其原因可能是新陈代谢较快、更年期，甚至包括月经。没错，姐妹们！除了腹痛、头痛、浮肿、出血，以及激素波动——月经也会使体中心温度升高，给睡眠情况捣捣乱（叹气）。

还有很多习惯也会增高体温，如饮酒、锻炼、吸烟，或者大吃大喝。

有些人也会受体温偏低的困扰，尤其是皮肤温度低。之前被称为苹果"睡眠顾问"的罗伊·雷曼博士表示，睡眠温度问题在讨论时常常是被忽略的一个领域。现在雷曼博士在"睡眠评分实验室"（SleepScore Labs）工作。他说，体温偏低的问题在老年人中尤其常见，由于老年人新陈代谢减慢、血液循环不畅、以及皮肤组织变化，所以他们产生和保持的热量往往就更少一些。

老年人也总是会出现体温节律提前的问题——所以他们入睡早，醒得也早。还有一点是，因为温度敏感性下降，他们也更容易一点儿问题都注意不到。所以你可能会觉得，人感到冷了就会多盖一层被子呀，但是雷曼博士说：

"年龄上去了，就基本做不到这样了，因为你就不会再注意到这个问题了。"

话说回来，就像伊娃的情况一样，并不是只有老了才会注意不到是温度在影响你的睡眠。在很长一段时间里，我也完全不知道我半夜醒来是温度问题导致的——我和很多人一样，都觉得自己是因为有压力或者要起夜才会这样（关于我的体温问题，在第二十三章有更多介绍）。

所以要对抗体温问题的第一步，就是找出问题。然后你可以借助以下工具，找出可能加剧这些问题的习惯，以及能够帮助体温回到正轨，或者至少能睡得更好的方法。

──────── 方案：出其不意 ────────

亮光疗法

身体的"主时钟"主要是从光线条件获取时间指令，而温度则是它将时间信号传达给身体其他部分的主要方式。这也解释了为什么温度对于睡眠和清醒感会有如此大的影响。它还意味着如果你的温度节律不再变化了，很有可能是因为昼夜节律紊乱。用第八章的亮光疗法解决这一问题不仅在长期看来有用，而且玛丽安娜·费格罗博士还说，亮光疗法还对体温有着很明显的作用。

──────── 方案：放松舒缓 ────────

洗个热水澡 / 泡个热水浴

调节体温最快的方式就是去冲澡或者淋浴。但这个方法有时候可能并不会像你想象的那么好。当我们感觉冷或者热的时候，我们感觉到的其实是皮肤温度，而非核心温度——这两者其实是反比关系（详见第二十三章）。让皮肤更暖和会促使血液从身体中心送到皮肤，于是中心温度反而降低。一旦你淋浴或沐浴完，血液带来的热量就会散发到空气中，身上会感觉更冷。皮肤降温后，则会触发保护性的升温反应。这时身体将血液从皮肤输送到身体中心，以保存热量。所以，要想降低核心温度，你其实应该用热水很快冲一下或泡一会儿，而不是洗冷水澡。

如果你想要在浴缸里泡一会儿，那出来后最好多留一些时间降降温。这是因为，当你泡在热水里的时候，输送到皮肤表面的血液并不能将热量散发到空气中。如果泡澡用时很短，这个效果就还不足以影响核心温度。但雷曼博士说，比如你泡澡泡了 30~40 分钟的话，你的核心温度会上升。鉴于此，他推荐把泡完澡的时间控制在睡觉前 1~2 个小时，这样体中心温度就还有足够的时间降下来。

2019 年的一份报告认为，这种睡前冲澡泡澡的方法与自我评估的睡眠质量以及睡眠效率升高是有联系的。报告也发现，"如果把洗澡时间定在睡前 1~2 小时，且洗澡时间控制在 10 分钟"，那么洗澡与入睡时间大大缩短也是有关联的。

方案：反常操作

手脚保暖

与直觉相反的是，给手脚保暖是另一种降低核心温度的绝佳办法。就像洗澡一样，这种方法可以诱使身体产生降温反应，将血液从中心输送到皮肤及四肢末端。这个方法做起来很简单，比如用温水擦拭、泡脚、或者用电热毯让床尾的被窝暖和起来。甚至在脚上多盖一条毯子或者穿双袜子也会有用的（详见第二十三章）。

方案：锻炼身体

锻炼时间

剧烈运动会使心率升高，而同样升高的还有核心温度，我们称之为"燃烧卡路里"是有原因的。问题在于，体温和心率不一样，它一升高可能就会保持高位，最多有 5 个小时。对大多数人来说体温的这种变化不足以干扰睡眠，但2019 年的一项研究解释道："对于失眠者来说，在快要上床睡觉时健身可能会有影响睡眠的可能。"

约翰斯·霍普金斯大学医学院解释道，鉴于此，如果你留出合适的时间让身体降降温，那么运动后的体温下降会有助于促进睡意。但把握好这一时间很不容易，因为体温下降的速度取决于个人情况，也取决于其他一些因素，比如运动强度。最普遍的建议是，健身和睡觉之间至少要留出 2 小时的间隔。

肖恩·扬思泰特博士告诉我，他的团队在目前一项尚未发表的研究中对此进行了测试。测试中，他们让一些喜静的失眠者进行中等程度的运动，锻炼结束的时间距离睡觉还有两个小时。他说，对于大多数受试者来说，晚间锻炼并不会于睡眠有害，就和读一小时书差不多。但他也说，有一部分人的睡眠情况确实会因为在晚上运动后而大打折扣。这部分人尽管遵循了 2 小时时间差的建议，但还是会发生这种情况。

扬思泰特博士说，不过在稳定锻炼 2 ~ 4 周后，就会出现所谓的训练效应。它会促进睡眠，也能改善体温调节。这可能就是为什么科菲会跟我说，他经常在睡前 1 小时结束锻炼，而且也不会因此影响入睡。所以最终，杨斯泰特博士说，最适合健身的时间就是任何有意愿有条件健身的时候，但要比较稳定。

如果你更偏向于偶尔锻炼，就像我这样，那么还有一些事情需要考虑。对于有入睡困难的人，建议在白天健身可以给身体留足时间，让体温在睡前能降下来，而且还有额外效果，也就是有助于节律之钟前移，尤其是如果你在锻炼时能得到充足的光照的话（更多锻炼身体对昼夜节律的效果，请查阅第十二章）。晚上健身的话会有点儿难以把握，但如果你能控制好时间，让体温在睡觉前降下来，那倒是也可以改善入睡用时。

对于不想太早入睡的人，晚一点锻炼不仅可以推迟节律之钟，还可以提升核心温度，而且能感觉到更加清醒，直到体温降下来。

你可以把这些也记在睡眠日志上，这样就能留意一下自己在不同时间健身后睡眠情况怎么样，从而找到最适合自己的时间。

方案：注意饮食

不要吃太晚、吃太多

吃完一顿大餐之后，可能你会感觉无精打采，而你的身体此时正在辛苦地消化这些食物。消化过程会产生热量，也就会提升你的核心温度。如果你晚上吃得太多，吃得太晚，用萨钦·潘达的话来说，就会让核心温度一直过高，妨碍睡眠。

所以，可以试试早点儿吃晚饭，或者吃得少点儿，看看这样能否有助于睡眠。这也能改善昼夜节律和反酸问题。关于控制吃饭时间的内容，详见第十一、十八章。

方案：改造卧室

睡眠环境

你可以采取一些方法来确保睡眠环境有助于保持一定的体温，也就是对睡眠有帮助的体温水平。但是，与大众常识相反，这件事做起来并不是调低恒温器数值这么简单。这些解决办法的完整介绍详见第二十三章。甚至我妈也用过这些方法来解决体温问题！

方案：吃点药片

褪黑素

在褪黑素对体温方面的影响，相关研究还较为有限，但目前所知的一点是，褪黑素促进睡眠的方式之一在于促使外周血管扩张。这就将血液与热量从核心部位导向了皮肤。2018 年的一份报告中，研究者相信，就是这样的血管舒张使得辅助性褪黑素能够带来睡意，而由此睡眠得到改善又使得体温节律更加稳定。研究者尤其推荐受昼夜节律问题困扰的老年人以及缺乏褪黑素的糖尿病患者服用低剂量的辅助性褪黑素。还是老样子，在采用任何辅助办法，服用任何辅助药物前，请先咨询你的医生。

方案：保持清醒

别喝夜酒

酒精在刚开始时会导致体中心温度降低，但是随之而来会是大幅度的回弹上升。这就是酒精先让我们睡着，但之后又在半夜扰乱我们睡眠的方式之一。这也是为什么我们要避免在快睡觉的时候喝酒，以及为什么要在睡觉前留出足够的时间醒酒（更多酒精相关内容，详见第十五章）。

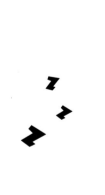

第十一章

控制用餐时间

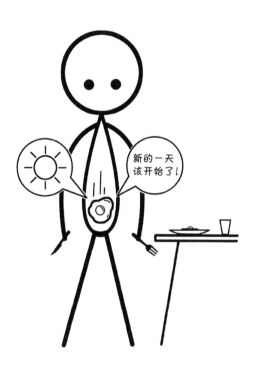

光线对于大脑来说是一天开始的信号，而你吃下去的第一份食物对肚子来说也是它一天开始的信号。所以对于昼夜节律来说，早餐真的是一天中最重要

的一餐。

2019 年的一项研究指出，吃下第一顿饭所发出的苏醒信号，是通过胰岛素水平的激增才能实现的。但只有当你吃这顿饭的时间和上一顿饭有足够长的间隔时，胰岛素水平才会这样激增。就像前面说的亮与暗一样——关键全在于对比。"所以半夜吃零食真的是一个特别特别糟糕的点子。"该研究的研究人员之一约翰·奥尼尔博士跟我说道。

这一点非常有趣，因为目前已经证明睡眠剥夺就是会让我们胃口更大、变得渴望有油有糖的食物。所以，在半夜醒来的压力下，我们许多入睡困难的人都会吃一顿丰盛的夜宵，以此获得安慰。而坏消息是，我们不仅给消化不良、反酸、发胖等问题创造了空间，要知道这些问题都会干扰睡眠，而且还让我们的身体更加难以分清什么时间该睡觉，什么时间该醒着。

奥尼尔博士在英国医学研究理事会分子生物学实验室进行的这个实验主要是以小白鼠为实验对象，而也有一些以人体为对象、关注限制进食时间或间歇性禁食的研究发现，受试者做到在当天第一顿饭和最后一顿饭之间禁食至少13 个小时后，反馈说睡眠质量和时长都得到了改善。

但前面说的这些都有一个很大的麻烦，而且往往得不到解决，即包括我在内的一些人是没法饿着肚子入睡或者饿着肚子一直睡下去的。萨钦·潘达博士曾做过一些关于限制进食时间点的研究，他告诉我，刚开始的时候，由于饥饿难以入睡是正常的，但是到了 1~3 周时间，你自己就会适应的。在《节律密码》一书中，他写道："你甚至可能会从深度睡眠中被饿醒。再努力一把，喝杯水，撑过去。"

最后，现已证明，慢性失眠者的皮质醇水平在夜间会偏高，麻烦的是影响条件性觉醒或者昼夜节律问题。那猜一猜什么能够降低皮质醇水平？碳水（详见第十九章）。

这并不是说限制进食时间点并不能帮助人们应对睡眠问题，而是，有些人可能得处处小心才行。而且就连潘达博士都说，如果你准备限制进食时间，以此改善睡眠，那一定要先解决光线、噪音、和习惯上的问题。

方案：从此开始

逐步戒掉午夜零食

了解限制进食时间法就能知道我吃东西的时间不正确。很明显，身体本来就不适合在同一时间段又吃又睡。所以，在对我来说是"午夜"的这段时间大吃特吃绝对没法向我的昼夜节律传达"睡觉时间到了"的信号。

但在失眠最折磨我的时候，吃东西就是为数不多能带给我安慰的事情了。那会儿我觉得，还没到破釜沉舟、狠心改变的时候。于是就那一次，我打算采用"稳扎稳打"的老办法。

我的问题主要是，平常我每3~4小时就会吃东西。但睡不着觉或者睡眠难以持久的时候，我就发现自己会在最后一顿饭之后3~4小时醒来。而且就像白天一样，我感觉肚子饿了。如果我当时能像潘达博士建议的那样，咬咬牙坚持下来，可能也就适应了。但即便我那时就明白这个道理，我也不确定自己会愿意再给睡觉多增加一种障碍。所以我采取了不一样的方法：我专注于食物的质量和数量，以此作为起点。

通常在找"夜间小零食"的时候，我直接去找那种能够最快吃到嘴里、味道也不错、让我心情也不错的食物。这样找到的东西很少是健康的。所以我开始寻找那种既能满足味蕾，又方便准备，方便弄好了拿着吃，而且还不会导致反酸的东西。最后我的找到的东西要么是一片全谷物面包，上面涂一点点儿黄油，要么是普通的燕麦片，加一点点盐和肉桂，再放少量蜂蜜或者苹果酱补充甜味。现在如果我晚上偶尔被饿醒了，它们依旧是我的最佳选择，而且现在我知道了，复合糖类也有助于让我再次入睡（详见第十九章）。

随着我的睡眠慢慢改善，半夜醒来的情况也越来越少了。于是我开始更加关注这些问题，并且在心里问自己："我是真的饿了吗？还是说我只是因为睡不着想找些安慰才会这样？"如果喝几口水之后我还是感到实在很饿，我就吃点零食。如果不饿了，我就用看书或者做其他放松的事来代替吃东西，直到睡意来临。

方案：正式行动

限制进食时间法

限制进食时间法听起来非常直接，但实施起来并不简单。为了保证方法生效，潘达博士推荐了一个循序渐进的办法。以下指南是经他同意后从他的《节律密码》一书中总结出来的。

操作指南：限制进食时间法

1. 确定一个12小时的进食时间，把一天中的第一顿和最后一顿饭都包括进来。早点儿吃饭更好，而且最后一顿饭和睡觉之间最好有不止2个小时的间隔，但尽量制定时间表总比没有时间表好。

2. 前两周内，在进食时间内可以随便想几点吃就几点吃，但两周之后，请尽量坚持时间表上规律的吃饭时间，尤其是第一顿和最后一顿饭。

3. 1~3周后，尽量缩短进食时间，每周减少1小时，直到你达成目标。潘达博士告诉我，8个小时是最理想的，但他建议把10小时作为更可行的长期目标。他说，你也可以有几周时间坚持8小时的目标，但随后还是把10、11、12小时的进食时间作为长期目标。

4. 在进食时间之外有什么可以吃／喝的：

   a）喝水总是没问题的，因为水没有卡路里，而且也可以帮助你减少饥饿感。

   b）睡前喝草药茶也是可以的，但只有不含咖啡因的草药茶才行，也不要往茶里加糖或者加奶。

   c）服药需要遵循医嘱，但有些药可能需要在一天中的特定时间服用效果才更好。问一问你的医生，确保你喝药的时间是效果最好的。

5. 酒精也算是有卡路里的。进食时间以外不要喝酒。

6. 咖啡也算！进食时间以外不要喝咖啡。如果你完全忍不住了，那就喝黑咖啡——不要加奶，也别加糖。

7. 如果你破例了，也不用慌张，尽快回到正轨就好了。

8. 把你的进步记下来（可以记在睡眠日志上）。也许 12 小时的进食时间就能让你得到你想要的结果。也许你会发现进食时间更短一些会更有效。注：偶尔遇到瓶颈期，之后又继续进步是正常的，不要被这种情况吓住了。

方案：轶事传闻

因时差／倒班而禁食

尽管限制进食时间法关键就在于要树立一个惯例，但它的潜在好处反而体现在没有办法维持这种惯例的时候，比如，要倒时差或者倒班工作的时候。

如果食物时时充足，明暗条件就会起到调节昼夜节律的作用。但 2008 年的一项研究显示，"如果动物只在其正常睡眠周期时才能取得食物，那它们就会调整自己的昼夜节律，以适应获取食物的条件。"解释一下就是：如果小白鼠禁食时间达到一定程度，一天中它们吃到的第一顿饭就会改变其昼夜节律。

➤ 应对时差

该实验负责人克里福德·赛波博士说，从理论上来说，这或能成为应对时差的潜在工具。她所说的思路是这样的：如果你 12～16 个小时不吃东西，然后在一个新的时间吃早餐，你的昼夜节律就会相应地进行调整。尤其是如果你把这一方法和适当的光线照射结合在一起的话，效果会更好。

赛波博士是贝斯以色列女执事医疗中心主席以及哈佛医学院教授，她跟我说，禁食理论需要得到临床上应用于人体的研究，以证明其有效。他补充说，在飞机上不吃东西的人感觉状态变好是有可能的，因为他们没吃东西，而是选择了多睡一会儿。

很多经常旅行的人现在极其推崇禁食法，将之视为解决时差问题的终极武器。并且，排除进食障碍，赛波告诉我："我不认为用这种方法有任何危害。"

> **应对倒班**

约翰·奥尼尔博士关于胰岛素的研究之前在本书中提到过。他表示，他和赛波的成果在上班时间倒来倒去或者周末要调整作息的倒班工作者身上可能会有更显著的效果。如他所说："等你去上夜班的时候，我会期待的，你需要做的就是让自己至少 12 个小时、最好 16 个小时不吃不喝，直到早餐的时候。"他也建议白天的时候都避开亮光，然后在夜班刚开始，吃早餐的那会儿再照亮光。"这样做基本上就相当于再正确的时间发送信号，帮助自然的生物节律回归正位。"他补充道。

只要记住多喝水，因为脱水的话会让时差或倒班的情况更严重。赛波解释道，水不会影响节律之钟，而卡路里却会改变它，所以就喝吧。

方案：有谱可依

阿尔冈饮食法 / 时差计划

如果你想要试试有更多真人案例佐证的方法，不妨试试阿尔冈饮食法，这是美国能源阿尔冈国家实验室在 20 世纪 80 年代创立的方法。这种策略性控制睡眠、吃饭、摄入咖啡因时间的办法在 2002 年已经在将近 200 名警卫队士兵身上测试过了。与其他人相比，遵循这种办法的人在军事派遣的时候出现时差问题的概率要低 7.5 倍，而在返回原地后出现时差问题的概率要低 16 倍。

有传闻说这个方法现在要在从军队到中情局在内的各个单位广泛推行，而鉴于它是专门设计出来缓解时差问题的，所以据说它对倒班工作者的作用也很大。

操作指南：阿尔冈饮食法

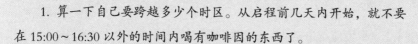

与其说阿尔冈饮食法是一种饮食方法，毋宁说它更像一个计划。实际上，这一方法的设计者查尔斯·埃雷特博士就把它叫作"时差问题三步走计划"。下面是这一计划的缩略版，但你可以在埃雷特与琳恩·沃勒·斯坎伦合著的《战胜时差》（后改名为《时差之解》）一书中找到更详细的说明。

1. 算一下自己要跨越多少个时区。从启程前几天内开始，就不要在15:00～16:30以外的时间内喝有咖啡因的东西了。

2. 启程前1～3天（具体几天取决于你要跨越的时区数），开始进食日与禁食日交替轮换。进食日要吃一顿高蛋白的早餐和午餐，晚餐要高碳水。禁食日吃饭要量少清淡，全天摄入卡路里量不超过800卡路里。如果你要穿越的时区不止5个，提前计划好，让出发那天正好是禁食日。如果跨越时区数不足5个，则要算好时间，把那天作为进食日。

出发前一天

● 咖啡因：如果出行方向向西，或跨越时区数大于10，则在7:00～11:00之外的时间不要摄入咖啡因。如果向东出发且最多不超过2个时区，可以在18:00之后摄入咖啡因。如果是其他情况，请不要在15:00～16:30之外的时间摄入咖啡因。

● 吃东西：如果要向东跨越5个以上的时区，晚饭后就不要再吃零食了。如果要向西跨越5个以上的时区，在晚饭后稍微吃一点点零食也可以。

● 睡觉时间：如果向东穿越 8 个以上的时区，请比往常更早一些上床。

出发当天

● 睡眠作息：如果要往东走，请比往常起得更早一点。如果要向西穿过 5 个以上的时区，请尽量多睡一会儿。

● 吃东西：如果要跨越 4 个以上的时区，请在目的地的饭点吃饭。如果要跨越 5 个及以上时区，在目的地早餐时间前几个小时就不要吃东西了，到了早餐时间后吃一顿高蛋白的早餐。

● 喝东西：在飞机上不要喝酒精类饮品，但喝水要足量。

● 咖啡因：如果要往西走，咖啡因摄入时间要控制在早上或上午。如果向东要跨越不超过 4 个时区，请不要摄入咖啡因；如果是 5~10 个时区，在出发当天 18:00 时摄入咖啡因为宜。如果你要向东或向西跨越 11~12 个时区，请在出发当天早晨 7:00~11:30 之间摄入咖啡因。

3. 到达目的地后，吃饭、睡觉、活动的时间都尽量与当地时间保持一致。

第十二章

规划健身时间

现在，你正在读这本书的时候，即便是正坐在沙发上，你的肌肉也一直在用劲。我们从来没刻意关注过，但是心脏依然会跳动，消化道依然会运送食物，两肺依然会呼吸。萨钦·潘达博士解释道：这三种活动都有其节律，白天加快，晚上减慢，所以身体才能放松下来，以便入睡。

但就像吃东西可能对节律有益，也可能扰乱它一样，锻炼身体也可能会这样。

── 方案：前移之策 ──

通过健身提前昼夜节律

2019 年，有一项研究找了 100 个年龄从 18 到 75 岁不等的成年人，调查运动对他们的影响。该研究发现，在 7:00 进行锻炼有助于将褪黑素分泌时间提前大约 1 小时。但更令人惊讶的是，在 13:00 ~ 16:00 间运动也有同样的效果，只是稍稍减弱一些而已。在该研究之前，还有一项 2003 年的研究也发现，傍晚运动能够让昼夜节律前移。

肖恩·扬思泰特博士是第一个研究的负责人，他告诉我说，对于正处于困扰之中的猫头鹰型人来说，这是个大大的好消息，昼夜节律提前对他们有好处，不过他们可能不太愿意或者有条件在早晨运动。他说，不这样的话，也可以试着在下午运动，同样有助于昼夜节律提前。他补充道，这么做也对向东出行的人很有帮助，甚至对社会性时差也有用，在周日下午运动有助于节律回到工作日的轨道上去。

至于作息类型比较极端或者工作时间特殊的人该怎么调整，扬思泰特博士说，他认为在醒来后 1 ~ 2 小时内，或睡觉前 7 ~ 10 小时间进行运动能起到前移节律之钟的作用。

方案：延后之策

通过健身推迟昼夜节律

如果你想要推迟昼夜节律，而非提前，那么扬思泰特的研究建议，最好的时机是在 19:00 ~ 22:00 之间健身，这样能让褪黑素分泌时间推迟约 40 ~ 50 分钟。对于作息时间特殊的人，请选择睡前 4 小时以内的时间段进行锻炼。

扬思泰特说，这样做对于向西出行的人以及想要晚睡晚起的人都有帮助。

对于倒班工作者来说，晚上运动也有效果。1995 年的一项研究发现，与不进行锻炼的控制组相比，在连续 8 次夜班的前 3 次夜班做到每小时运动 15 分钟的倒班工作者，其体温节律有大幅推迟。而且，和研究人员预想的一样，控制组中的早起鸟型人在节律推迟时会比猫头鹰型人遇到更多困难。但惊人的是，锻炼组中的早起鸟型人在节律变动时并不比猫头鹰型人困难。

扬思泰特的研究也表明，在 1:00 和 4:00 进行的锻炼与节律推迟有关联，但这种联系要弱于在 19:00 ~ 22:00 之间进行的锻炼与节律推迟间的关系。他说，对于上夜班的人来说，有一条通用建议对延迟很有用，那就是在夜班开始前后几小时内做运动。

但考虑到运动的整体效果，睡眠专家和健康专家总体上都认为：最好的锻炼时机仍然是你最有可能坚持下来的时间（关于锻炼会如何影响体温的部分，详见第十章）。

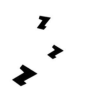

第十三章

睡眠负债怎么办

第七章已经讲过了保持固定睡醒时间的建议，第五章也有对于赖床、久睡、早早上床等情况的建议，你可能会嘀咕：那睡眠负债呢？这可是睡眠领域中最火的话题。

有一群人认为"缺的觉是永远补不回来"的，他们的话听起来就好笑，好像一旦有一晚没睡够之后你就永远翻不了身了。我可以很高兴地告诉大家，数据并不支持这种观点。例如，在芝加哥大学进行的一次具有里程碑意义的研究中，志愿者被要求连续 6 天，每天只能睡 4 个小时。在这一周时间里，他们的血压和应激激素水平升高，接种疫苗后体内产生的抗体数量减少，并且出现了胰岛素抵抗——这是患上糖尿病的前奏。但他们一获得好好补觉的机会，所有这些变化就都被逆转了。其他研究也验证了这种在出现疑似睡眠负债相关疾病之后会有迅速恢复的能力。

尽管从伦理角度考虑，我们不能测试长期睡眠剥夺状态带给人的影响，但是一天睡 4 小时已经远远低于失眠者严重时的睡眠时长了，更不用说连续 6 天都要如此。我们可不能小瞧这种能在不到一周的时间能恢复如初的能力。作为曾经从长期睡眠剥夺中恢复过来的亲历者，我当时看到自己的身体状况这么快就能回弹恢复，真是又惊又喜。而且这并不是只有我一个。

美国广播公司新闻制作人凯文·弗里曼告诉我，在因为上夜班而被睡眠问题折磨了 4 年之后，他的关节实在是疼得厉害，最终被确诊为关节炎；感觉太昏昏欲睡了，还做了莱姆病的检查；他还害怕自己的牙齿也可能有严重的问题。"我老是疼，因为有食物积在牙龈那儿。"他跟我说。他的牙医将问题原因归结为年纪大了，而凯文也觉得年龄可能也是引起其他各种难受感觉的原因。

但调到一个在白天工作的新节目之后，凯文说，他现在确信，所有的症状其实都是因为多年的睡眠剥夺。更重要的是，现在它们没了。"这些症状过了几个月就全都没了。"他说。

我的反酸和干眼症也差不多这样。这么多年来，我都把这些毛病当作生活的一部分了，而它们在我的睡眠得到改善之后就以惊人的速度消失了。

另外，还要再提一下第二章讲过的杰森·卡普的故事。有足足 8 周时间，他都刻意只让自己睡 2 ~ 4 个小时。于是他出现了从皮肤问题到脱发的一大堆严重症状，甚至连视力都开始减退了。但他开始改善睡眠和饮食状况后，症状就立马开始消退了——包括本来治不好的视力问题。

话虽如此，有些人主张偿还"睡眠负债"，就好像我们有个可以借出钱来的睡眠账户，什么时候想要平衡收支了就再存一笔钱进去。我要很抱歉地告诉大家，这样并不能奏效。

说到还债问题时，睡眠负债更像是饮食问题。如果你有一周时间每天都少吃一顿饭，你也并不会说找一天时间连吃七顿大餐来补偿你所缺的卡路里。如果你真这么做了，问题不仅仅是你会感觉非常难受，而且很有可能你根本没法一次吃那么多东西。并且拼命把那么多吃的塞进肚里很可能会在一段时间内降低你的食欲，导致你之后又少吃几顿饭——最开始的问题反而因此更严重了。

对于睡眠来说也是一样的。比如说你需要一天 8 小时的睡眠，而有一周时间你每天只睡了 6 个小时。迈克尔·格兰德纳博士是亚利桑那大学医学院睡眠与健康研究计划负责人，他跟我说："你不需要为了恢复正常状态，现在就一口气睡 14 个小时。非要说有什么后果的话，如果你这么做了，你会感觉很难受的。"而且你也会和自己的昼夜节律脱节。而如果你花了大把时间躺在床上试图硬生生把那 14 个小时的觉补回来，你反而可能会因此失眠。

相反，想要清偿睡眠负债，同时又不扰乱昼夜节律和睡眠驱动力，那不妨照着下面的方案学一些策略。

┌ 方案：不要太快

先解决睡眠障碍

在还有睡眠障碍的情况下想要从长期睡眠负债中恢复过来，就好像带着骨折的胳膊想要做理疗一样。首先，你得先养好胳膊。然后，你才能通过复健恢复力量。同理，你得先解决睡眠问题的根本原因。比如，失眠者应该翻回本书第二部分，解决觉醒和睡眠驱动力的问题。只有那些问题解决了之后，你才应该琢磨额外恢复睡眠的事。

┌ 方案：早晨晚起

赖床 45 分钟

尽管人们通常会建议你每天在同一个时间醒来，但是迈克尔·布劳斯博士在《找准时机》（*The Power of When*）一书中说，如果在周末时你能晚起一会儿，但不超过 1 小时，那你从统计数据上来说就能免于昼夜节律相关问题的困扰。所以，如果你晚上没睡好，或者这一周都没睡好，不妨定一个迟点的闹钟，比平时醒来的时间晚个（最多）45 分钟，这样就不会扰乱你的昼夜节律了。

─────────── 方案：晚上早睡 ───────────

早点儿上床睡觉

如果多睡 45 分钟还达不到效果，或者你没法赖床，美国国家睡眠基金会建议，可以试试早点上床。这个办法不大会干扰你第二天的睡眠。但别做过头了。基金会建议"每天提前 15 分钟上床，慢慢调整身体状态。"更重要的是，如果不困就别早早上床。

如果提前上床会影响你入睡或久睡的能力，请遵循第五章中提供的刺激控制法，并且之后回到常规的睡眠作息。

─────────── 方案：中午小睡 ───────────

睡个午觉

小憩也是一种减轻睡眠负债的办法，不过时机选择很重要。海伦·博格斯博士建议，照常起床，然后至少保持 2 小时别睡下，因为这是光线照射回报率最高的时候。这之后你再去小睡就不会对自身昼夜节律有多大影响了，因为你已经给节律之钟提供了校对节律所需的早晨光线了。

尽管如此，但如果小睡时间太长或太晚，还是会影响到睡眠驱动力，导致晚上入睡困难。美国国家睡眠基金会建议，小睡 20 分钟即可恢复精力，要是你想再多睡一会儿，那就直接以 60 ~ 90 分钟为目标。

如果你发现小睡确实会影响你的睡眠，请遵循第五章中的刺激控制法，下次补觉尽量缩短时间，或者干脆不补觉了。

方案：幕后帮手

睡眠自动恢复

尽管不能像存取钱一样存取睡眠会让人很心烦，但还有一线希望：你也不用把所有缺的觉都补完。处于睡眠剥夺状态时，我们的身体会自动优先选择深睡眠与快速眼动睡眠，而非轻睡眠，后者是恢复效果较低的一种睡眠阶段。睡眠剥夺状态下，我们的入睡速度会更快，睡眠效率也更高。

因此，进入睡眠剥夺状态一段时间后，即便你的睡眠时长缩回平时待在床上的时长，你仍然会获得更多深睡眠、更多快速眼动睡眠，以及更长的总体睡眠时长。换句话说，只要我们自己不故作干扰，慢慢地我们的身体总会自动把睡眠负债都补完的。

这个消息对于任何像我一样早睡或补觉很费劲，甚至在睡眠剥夺后还是很费劲的人来说，都是一种安慰。如果额外多睡觉也没有用，那也不必强求。它可能是一个信号，告诉你你的身体已经在做这些工作了。

另外还需注意的是，像第四章中所说的，失眠者很容易低估自己的实际睡眠时长。如果你有失眠问题，那很有可能你的睡眠负债并没有你想的那么严重。

第十四章

值夜班

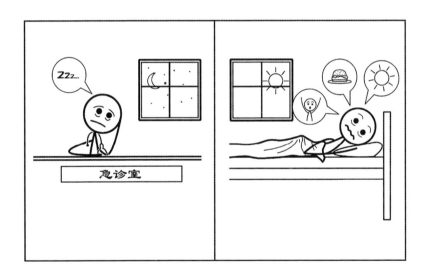

　　说到昼夜节律问题时，有一群人是无依无靠、孤立无援的——半夜上班的人，也就是值夜班的人。夜班工作者的睡眠与健康问题尤其脆弱，因为我们这类人的工作时间表和昼夜节律之间的冲突实在太大了。我们下班回家上床睡觉的时候，昼夜节律却告诉我们的身体，现在该醒来了。所以我们当然会有睡眠问题。任何当我们去工作的时候，我们不仅有睡眠剥夺问题，而且昼夜节律也在跟我们的身体说，现在该上床了——双重瞌睡有时候能占满整个夜班期间。为了渡过这一难关，我们猛灌咖啡，尤其是长夜将尽而我们愈发困倦的时候。到了早上，夜班结束了，我们的清醒驱动力又升起来了。这再加上咖啡因的效果，让人很难睡得着。洗个澡，又得这样熬一晚。这就是倒班工作睡眠障碍的世界。

有数不胜数的文章和书都描述过以上这种情形，并且解释了为什么它的影响如此之坏。但很少有人会告诉你其他的解决办法，除了他们说的：辞掉工作。很少有医学研究关注倒班工作——讽刺的是，倒班工作者中有很大一部分都是医务工作者！如果你大半夜需要紧急做手术，你难道不希望你的主刀医生可以尽可能地充分休息、精力集中吗？

但我们也需要解决倒班工作会带来的其他问题，同时还要在白天把该干的一长串事情都干完。有些人在白天上班，然后还得在休息醒来后去接孩子、带宠物去看兽医，或者自己去看牙医这就是倒班工作者的生活。随时随地，都要待命。

也就是说，我们的睡眠不仅常常被光线和噪音干扰，还会被社会关系的责任、工作上的责任干扰，甚至仅仅是想到除了睡觉我们还有无数本应该做的事情，这样的想法也会干扰睡眠。

尽管我们会听到无数次关于健康问题铺天盖地的讨论，但对于倒班工作者来说，即便是想去看医生也是困难重重。打个电话想约一下就诊时间，你就会听到对面说"大夫她只能在 13:00 或 16:00 见你"之类的话。对缺觉的人来说，这可不是什么好消息。

所以，没错，当你想变成像夜行动物一样的作息时，人的生理特性就使得睡觉变得十分困难，此外还有一点，白天睡觉就是不如晚上睡觉那样能得到充分休息和保障，事实如此。下面这些方案的目的就在于解决这两个问题。

方案：转变思维

睡眠时间不是空闲时间

听起来可能有点儿傻，但是想在白天睡觉，要做的第一步就是，选择去睡觉。不像选择在晚上睡觉的人做出这个选择那么的自然，因为其他人也都在睡觉。

但是，相反在白天睡觉的人来说，这就变成了一个需要有意而为之的决定，因为白天除了睡觉还有许多其他选项。我们也会习以为常地认为白天就是要有高产出率，在白天睡觉感觉就成了自私或懒惰。佐证这一点最好的方式或许就是看看倒班工作者被问过多少次："你白天的空闲时间都在干嘛呢？"这里要替倒班工作者向白天上班的人说明一下：我们真的很讨厌这种问题。但我们经常也会赞同这种观点——即我们的白天是空闲时间。而第一步就是要主动做出选择，白天的充足时间并不是空闲时间，它是睡觉时间，这就像其他所有人的睡眠时间都是在晚上一样毋庸置疑，没什么好说的。

方案：定制计划

考虑一下自己的作息类型

就像不同作息类型的人自然而然就会倾向于选择不同的上床时间一样，这一点也同样适用于白天。所以，如果你还没看过第六章，请通过该章内容确定一下自己的作息类型。对于猫头鹰型人，昼夜节律水平在清晨是还比较低。因此，倒班工作睡眠咨询师卡罗琳·舒尔建议，这一类型的人下了夜班之后就请马上回家，尽快睡觉。另一方面，早起鸟型人会发现，想要在早晨入睡无比困难，因为这时候他们的昼夜节律水平本来就处于高位。而舒尔则建议这些人，在白天稍晚时候再去睡觉，或者至少等到上午再睡，"9:30 或者

10:00 也许能行"。

这个规律在我身上效果很好，那会儿我只在《环球时闻》和《美国今晨》上班。我总是在早晨 6:00 下班，所以对于我这个猫头鹰型人来说，这个点只不过像熬夜熬到很晚罢了。我会回到家，直接上床，然后一直睡六七个小时。

而和我搭班的前任制作人简宁·艾略特则不同，她觉得自己更像是早晨型的人。不出所料，她在 11:30 到 19:30 之间睡觉会感觉更好。

方案：追求稳定

保持连贯

我开始出现白天睡不着的情况后，就非常嫉妒简宁能雷打不动地睡 8 小时以上。我总是以为这就是生理原因决定的，她天生就"睡得好"。但尽管生理因素会有所帮助，但在我采访过的各种夜班工作者中，睡得最好的那些人都要一个共同点：做事时间稳定。

而在这么重要的一点上，我搞砸了。在我开始在《早安美国》上出镜后，我的策略还是一回家就睡觉。但那就意味着我不做这个节目时就要在清晨 6:00 左右上床，在录节目时 10:00 左右才上床（我吃饭的时间也是这样飘忽不定的）。到家晚的时候特别痛苦，我睡得也很糟糕，所以能早点儿回家的时候感觉就是补觉的大好时机。但很快，即便在清晨 6:00 回家睡觉的日子里，我躺在床上也觉得劳累、沮丧，还睡不着。只有当我选择稳定作息，不论工作时间如何都至少等到早上 9:00 再睡，而且不论睡了多久都要在 17:00 起床的时候，我的睡眠才终于开始有所好转（更多内容详见第五章）。不过对于我的昼夜节律来说，这恐怕是最糟糕的睡觉时间了，但我明白，如果选择在更晚的时候睡觉，那意味着我就永远也看不着我的丈夫和朋友了。作为一个很喜欢社交的人，我知道那么做的话，还会有心理上的负面影响接踵而来，同时也认定了那样做并不值得。

好消息是，不管怎么说，我的身体还是适应了这种——得益于稳定的时间表。这也再次提示我们，所有这些工具都要以最适合自己、实际效果最好的方式来运用。

同时我还发现另一个办法也很有用，就是把你入睡和醒来的时间依旧当作晚上和早晨，然后以此来安排你的一天。比如，简宁说，在一周中，她会把睡觉时的 11:30 想成 23:30，把起床时的 19:30 想成 7:30。"我吃个早餐，然后就去健身房……我会把午饭带到公司去，然后回家后再吃个晚饭……就好像我是在正常时间上班一样。"她告诉我说。我在哥伦比亚广播公司的老搭档安德烈娅·格里姆斯也是这么干的。"还挺有用的，我把 1:30 起床的时间当作 6:30，然后回到家之后吃晚饭"，时间大概是 14:00，她跟我说。这就说得通了，为什么她上这个夜班时状态比我那会儿好多了。

不过，对于某些人来说，要保持作息时间稳定可能就得把睡眠时间分成两块了。如果这样的话，请保证其中一块至少能睡 6 个小时，让你的睡眠越连贯越好。

美国广播公司夜间制作人杰克·希汉告诉我，尽管工作日 5:00 就下班了，但他直到 11:00 才会去睡觉。随后他会在 17:00 左右醒来，吃个晚饭，看看新闻，然后 19:00 到 20:30 再睡一觉。杰克说这样的过程 25 年来对要上夜班的他一直很管用。但他也说，成功的关键同样是保持时间稳定，他还补充道："如果这个规律会打乱了……那接下来几天会很难熬，直到规律重新建立起来才会好转。"

方案：加速措施

调整昼夜节律

仅仅是保持时间稳定就可以促使你的昼夜节律适应你的新作息时间，但同时使用一些工具不仅能巩固这一效果，还能加速它的进程，比如时机恰到好处的运动（见第十二章）、进食（见第十一章）、褪黑素（见第九章），以及最重要的一项，即把握好时机的光照（见第八章）。所以请确保自己读完了本书第三部分，这样你对所有调整昼夜节律的方法都心中有数，可以需要时就可以信手拈来。如果你想在周末保持更健康正常的作息，可以阅读下一个方案，选择一个最适合自己的昼夜节律模式。

方案：现实之举

周末怎么办

晚上和同事们通宵，然后在家人去上班上学时睡觉，这是一回事；而晚上在房子里蹑手蹑脚，一晚不睡，之后又在家人们待在家或出去玩儿的时候睡一整天，是完全不同的挑战。相信我，我有深刻体会。

这也是为什么大多数到倒班工作者都会试图在周末保持正常作息，但这样做可能会引发严重的社会性时差。所以，要怎么在不会搞砸一切的情况下切换回正常作息呢？

➤ 增加睡眠驱动力

要成功调整睡眠作息，最直截了当的方法就是在正确的时机增加你的睡眠驱动力。杰克的方式是，在周五下午只睡 2 个小时，所以就能积累足够的睡眠驱动力，让他能在 22:00 左右一直睡到第二天 6:00。而周六他会尽量熬夜，然后在第二天 6:00 醒来。周日下午，他会从下午 13:30 睡到 17:30，再从 19:00 睡到 20:30。杰克告诉我："到了这一步，我相信我的身体会在周日下午搞明白状况的，而我会再次躺下来休息，这个过程就像自动驾驶一样。"

美国广播公司记者特雷弗·奥尔特说，他曾经也试过在工作前增加睡眠驱动力。周五，他要在俄亥俄州托莱多的 WTOL 电视台上间隔班，早上4:00～8:00 上班，然后从 17:00 一直工作到午夜。"一开始我就是硬扛，努力别睡着，等到 23:30 直播节目开始的时候，你看起来就会像僵尸一样，即便你自己觉得，自己的脑子还能转。"特雷弗说。

为解决这一问题，特雷弗明白他需要在中午睡一会儿，但脱离了他正常的作息时间表，他中午就没法睡着。所以他最终琢磨出来，如果周四晚上他比平时再多熬一会儿，那周五早晨他就比平时再早起一会儿，这样等到周五上午他的睡眠驱动力就会足够高，足以让他在下午 17:00 回去工作前睡个午觉。"这是唯一能保持工作状态的办法。"他说。

简宁也很推崇增加睡眠驱动力的方法，但她是通过运动实现这一效果的。"周日我总是会在早晨健身，这样下午我就能困到可以睡 4 个小时左右，然后接着去上班。"她告诉我说："这样有助于我把状态调回到夜班模式。"

➢ 折衷昼夜节律

在我上夜班的时候，周末按照不同的作息生活效果并不很好。从白天睡觉切换成晚上睡觉不费吹灰之力，就好像我的身体认出了原本熟悉的方式然后就此安顿下来了。而周日要把作息切换回来就完全是另一码事了，主要是因为我不适应睡午觉。要想白天睡觉，我的睡眠驱动力必须得特别高才行。而周日不睡午觉的话，等到上班的时候我就累得生不如死了。所以我要靠大量咖啡因才能熬过那一晚。这一点，再加上我的清醒驱动力很高，就会导致我下班回家后完全睡不着觉，然后就开始恶性循环了。

我希望自己那时就能知道研究人员所说的折衷昼夜节律是什么。这种情况指的就是将昼夜节律调整到工作日和周末两种作息之间的位置。在 2009 年最终完成的一系列研究显示，这样受到引导的部分受试者与控制组相比，在上夜班时情绪明显改善、疲劳明显缓解、表现显著提升。2008 年的一项研究也发现，即便他们的折衷昼夜节律与目标有所偏差，受到引导的部分受试者也还是能在下夜班后或休假时的大多数计划内正常睡着。

究竟要怎么实现折衷昼夜节律取决于你的作息时间、作息类型等因素。但这里有一份海伦·博格斯博士帮助我制作的通用指南可供使用。

当然，调整昼夜节律变化也需要时间，所以博格斯博士说，如果你上夜班

操作指南：折衷昼夜节律

1. 确定自己在工作日和周末的睡眠作息，目标是保持至少 3 个小时的重合时间（但可能比 3 小时更多）。比如，一个在工作日从早上 7:00 睡到 15:00 的人可能会将周末的睡眠作息定为从凌晨 3:00 到 11:00。

2. 找到工作日上床时间和周末上床时间之间的中点。这个时间就是折衷后的上床时间。新的睡醒时间也以这种方法计算。

3. 遵循第八章中亮光疗法的指示，或者第九章中控制褪黑素时间的方法，将折衷后的上床、睡醒时间作为目标。

4. 如果休假时你很难在这一时间醒来，在醒来后借助 30 分钟的光照可以帮助你将节律之钟前移一些，让你感觉更有精神。

5. 如果可能的话，在夜班开始前小睡一会儿会很有帮助，开始折衷后的第一晚尤其如此。

6. 如果有需要，考虑在夜班刚开始的头两个小时补充一些咖啡因，以便更警醒，尤其是折衷后的第一晚。

已经至少两周了，这个方法的效果就会是最好的。那些工作时间变动迅速的人没法及时调整到位。但研究人员也建议折衷昼夜节律位可能会有助于工作时间变动较慢的倒班工作者。

如果操作得当，这个方法能有效地减少你的社会性时差，使得从工作模式调整到周末作息容易许多，而且更重要的是，要调整回工作作息时也会更加轻松。

方案：复杂操作

咖啡因

正如你会在第十七章中读到的，咖啡因是一个复杂无比的怪物，不过对于倒班工作者来说要更加难缠。一方面，咖啡因确实可以减少倒班工作者出错，提高他们的认知表现。而另一方面，目前也发现，咖啡因对日间睡眠的负面作用比对夜间睡眠的要明显。基于各种研究的成果，目前看来要平衡这两方面，最好的方法就是限制使用，只在夜班的前 2 ~ 3 小时内服用咖啡因。

说到服用剂量，是多是少显然取决于每个人的敏感性。但有研究发现，如果体内每磅体重有 1.8 毫克的咖啡因，上夜班时睡意就会减少 6 小时或 7.5 小时，而且这种作用对于轻度和中度咖啡因摄入者来说都同样有效。一杯咖啡中平均有大约 100 毫克咖啡因，此数据供您参考。

尽管如此，咖啡因并不能完全替代充足的睡眠。这不仅是因为如果我们每天都喝咖啡，就会对咖啡因产生耐受性，也是因为 2017 年的一项研究发现，在受试者每晚只能睡 5 小时的情况下，咖啡因的作用在 3 天后就消失了。

所以，可以考虑把咖啡因当作短期提升表现水平的辅助，让自己回归正轨的办法，但不能将它作为日常必需品。

方案：双刃剑法

小憩

小憩常被称为是应对夜班工作的最佳方法之一，因而广受赞誉，其理由也很充分。目前发现，小憩不仅能减少上夜班的困意，提升警觉性，还有助于避免上夜班造成的不良后果——包括车祸。如果昼夜节律没法引导，比如工作时间变动迅速或上第一个夜班前会休息一段时间的话，小憩就显得尤为有用了。

2005 年有一项研究发现，常常被人们忽略的一点是下夜班后在白天睡觉的时长，如果有夜间小憩的话，会比没有小憩时更短。你需要自己判断对自己而言这一点是算优点还是缺点。

另外，有些人更容易在小憩时睡着。对我来说，我已经学会了将小憩当作一段休息时间，能睡着是额外的好处，因为这种情况下我并不能经常睡得着。

因此，要靠小憩的形式指望得到额外睡眠，可能不会对所有人都有用。

而很多确实依赖于小憩的人要记住，如果是在处于睡眠剥夺状态下小憩，我们更容易进入深睡眠。这种情况有助于减少睡眠负债，但是从深睡眠中醒来可能会让你有严重的睡眠惯性，就是说你会昏沉无力，举止受限，直到你的大脑完全醒过来。研究人员认为，昼夜节律也会影响睡眠惯性，这是之所以我们在晚上小憩会更容易陷入睡眠惯性的另一原因。2014 年的一项研究发现，上夜班时小睡 30 分钟会产生持续 45 分钟的睡眠惯性，但是只小睡 10 分钟在提高员工表现的同时产生的睡眠惯性只有一点儿，甚至没有。实验中的这些参与者都充分休息过，因而和大多数夜班工作者相比，更不容易出现睡眠惯性。

所以，神经学家及睡眠专家克里斯·温特博士建议说，如果你要在夜班开始前小憩一会儿，尽最大可能保持稳定的小睡时间，在上车之前留出至少半个小时的时间，并且要让自己醒来后处在有光照、有热量的环境中，多运动、多社交。

如果你想要在夜班过程中小憩，那么时间要短，并且在休息时间的开头就睡，以便在回去工作之前，尽量留足从可能的睡眠惯性中恢复的时间。

你也可以考虑在小睡前摄入一点咖啡因，这也能进一步减小潜在睡眠惯性的影响（更多相关内容，见第十七章）。

方案：进行防卫

保护你的睡眠

不论你的身体条件多么适合在白天睡觉，如果睡觉你总是受到光线、噪音，或其他外界因素的干扰，你都没法成功入睡。那么确保卧室漆黑无光，同时营造其他的助眠条件，是一个很好的开始，特别对于在白天睡觉的人尤为重要（更多相关内容，见第五部分）。

但在白天睡觉也会遇到一些晚上睡觉的人根本不会去想的额外打扰。对我来说，这种打扰通常是别人的来电。除非是急事，否则大家很少会在大半夜给你打电话，但在白天睡觉就不一样了。我会不停地被各种电话吵醒，从确认预约时间的来电，到推销车险的机器人电话——即便我根本就没有车。有一次我甚至被自己医生的办公室打来的电话吵醒了，很讽刺的是，那边的人告诉我，我的身体一切正常，只是需要多睡睡觉而已。真是谢谢了！

我听到的最多的建议就是让我把手机调成静音。但是我还是需要处于待命状态，因为我也不想我的家人朋友万一有急事却联系不上我。最终，我发现了手机的勿扰模式，设定之后只有某几个联系人来电才会响铃。我现在还是让手机在我睡觉期间自动切换成勿扰模式。也就是说，我的家人或办公室还是能联系到我，但我就不会接到关于我那辆不存在的车有没有保修单问题的电话了。

美国睡眠医学学会同样建议真的在房门上挂一个请勿打扰的标志，暂时把门铃断电，并且让家里人都知道你要睡觉了。

唠叨几句

住公寓的人可以跟门卫或楼管说一下自己要睡觉的时间，这样他们也就知道那会儿不要去打扰你了。

最后，我也做了一些努力，找到了能配合我的睡眠作息的专业人士，比如有早诊或晚诊而且愿意通过邮件方式交流的平台对话，而非在正常上班时间给我打电话的医生们。这样，我就把会干扰睡眠的预约全都推掉了。这就意味着，我不仅可以在不打断自己睡眠作息的情况下去看医生，而且还可以在不打断睡眠作息的情况下预约就诊时间，或者咨询一个小问题。尽管现在远程医疗由于疫情得到了广泛使用，当我的医生向我推荐它的时候，感觉很新奇，也很感激。这个技术帮我节省了来回路上的时间，也让医生能在家里接诊了——这也意味着我不用缩减睡觉时间去看医生了。

不要低估这些小变化带来的影响，正是这些变化让原本特殊的睡眠作息变得可控多了。

寻求睡眠帮助

我永远也不会忘记之前和我在美国广播公司的夜间节目制作人利兹·索贝尔的一次对话。她已经上了好多年夜班了，我那会儿努力调整周末睡眠时，就对她是如何处理睡眠问题的方式产生了好奇。在她跟我讲她的孩子怎么指责她的时候，眼泪都已经在她眼眶里打转了。她的孩子会说她："你什么时候都在睡觉！"想象一下这个场景有多让人沮丧，你为了家庭拼命工作，以至于都陷入睡眠剥夺状态了，换来的却只是他们对你的指责，他们指责你懒，只是因为你竟然睡觉了。

然后还有无法绕开的事情和活动，而白天睡觉的人只能通通错过。你得跟某人说，因为你要上班，所以不能参加某个活动，这样说很困难是吗？试试跟别人说，因为你要上床睡觉，所以不能去参加活动了。剧透一下：结果可不会很好哦，尤其是跟小孩解释的时候。

倒班工作睡眠咨询师卡罗琳·舒尔说，这就是为什么全家一起讨论你们要如何处理倒班工作是一件非常重要的事了——要作为一个集体来面对它。她建议道，确保全家人都清楚你什么时候要睡觉以及这对于每个人来说都意味着什么。她推荐的一些问题包括：我们要怎么照顾孩子？我们要怎么解决家务？大家都想去的活动，我们要怎么办？要度假、要庆祝什么的时候我们应该怎么办？

这些东西听起来可能都是很基本的问题，但我会希望当初我第一次签约夜班工作的时候能有个人告诉我这些事。我不喜欢错过各种事情，也非常不想让别人失望，所以当我开始夜班工作之后，我还是像以前一样，习惯性地答应一些事，比如每一项工作任务、每一次家庭聚会、每一次朋友聚会，还有每一次我丈夫想去做点儿什么事的时候。

在我的睡眠彻底崩溃的时候，所有这些想要迎合别人、害怕被落下的感觉都被我抛诸脑后了。最后我就会每天花最多 12 个小时躺在床上，竭尽所能东拼西凑地睡一点点觉。这样之后，我还是感觉难受得要命。我能挤出来的任何一点点精力都全用在镜头前了。等我回到家之后，感觉整个人都被耗干了。我永远不会忘记那天我的丈夫跟我袒露内心，说他妒忌和我搭班的主持人坎迪斯·吉布森，以及我的其他同事们。"他们能和幽默有活力的那个戴安相处。"他伤心地说。

我开始调整自己的睡眠作息后，马上就开始更自觉地拒绝那些安排在我睡觉时间的活动了，所以我才能真的得到充分休息，然后去参加那些安排在我清醒时间的活动。但每次不得不拒绝别人邀请的时候，我还是感到非常愧疚。假如我从刚一开始的时候就能妥善处理好其他人和我自己的期望，这一切就都会简单多了。

我也给舒尔的建议做个补充，如果你有一份我这样的工作，需要你随时接电话，要确保你也和你的领导谈一谈。就我自身而言，直到我忍耐到极限的时候，我才终于鼓起勇气，跟我的领导说出我那段时间有多煎熬。我好不容易走到领导办公室门口的时候，都已经快要哭出来了——实际上我可能已经哭了。我为自己工作努力、善于合作、不愿拒绝他人而感到自豪，但长期以来一直被要求在全天去做事也是有代价的，有生理上的牺牲，也有情感上的。我感觉自己好像一直在被利用、使唤。我总是会问自己："他们不会让人在大半夜的时候上班待命的，可是那为什么他们要让我在大中午的时候待命呢？他们也知道这个时间我应该是在睡觉呀！"

但是我的老板只用一个问题就给了我很大的启发。"你睡觉的时候每个人都知道吗？"她问道。我瞬间就被惹恼了，心里想，"我睡觉的时候他们当然知道。"但是当我准备回答她的时候，我突然意识到……他们并不知道。莫名其妙地，我从来就没有想到过，因为上夜班的人白天睡觉的时间都不一样，没有人真的知道我到底是几点睡觉的。

我们决定把上午 9:00 ~ 15:00 这段时间作为我的"勿扰"时间，不用接突发新闻的任务。这样我就还有余力能接凌晨和下午的拍摄任务，而且这样也能保证即便万里挑一的概率发生，凌晨和下午都有任务，我也肯定能睡足 6 小时。更重要的是，这也能保证我的昼夜节律终于能趋于一个稳定的时间段了。最终，这就意味着我再也不用背负时刻都得纠结和取舍工作与睡眠的重担了。我再也不用，或者只有极其偶尔的时候，才会陷入到那种情况中了。与以往不同，那些希望我完成拍摄任务的人会把任务时间安排到我的睡眠时间以外的其他时段了。

所以即便你像我一样，不想放弃自己的工作，去找领导和其他你每天会接触到的人谈一谈也还是值得的，聊一聊的目的就是为了找找也许能有某种解决的方式，只需他们稍做改变，就能给你营造出一个更好的睡眠环境。你到时候可能会惊讶于那么小的变化竟然能带来那么大的改变，而且你也会惊讶地发现只要你说出来，有的人是心甘情愿地与你一同努力的。

方案：以食为医

饮食计划

什么时候吃、吃什么已经成了我上夜班的那会儿永远不会过时的笑话。"晚饭吃得怎么样？这是早饭还是晚饭？"如果有人看见你正在狼吞虎咽，他们会这么问。事实上，我也经常搞不清楚。我可能会在某一天凌晨 4:00 吃牛排，下一次可能吃的就是鸡蛋三明治。可能这是"早晚餐"时间吧！

在我引导调整自身昼夜节律的时候，按照睡眠作息安排吃饭时间对我很有帮助，就像简宁和安德烈娅那样。我在晚上我丈夫吃晚饭时吃"早饭"，在晚上 23:00 左右夜班开始时吃"午饭"，凌晨 3:00 左右吃"晚饭"，然后还有上午 8:00 时的睡前零食。

卡罗琳·舒尔说，如果没有引导昼夜节律，你会发现把晚上的一顿饭分成两三顿会很有用。"消化系统并不适应在晚上消化食物。所以如果晚上你要吃三顿正餐，那消化系统就会出问题的。"她跟我说道。为了避免这一问题，她的建议是每两三个小时稍微吃一点东西，而且要以蛋白质为主，因为富含蛋白的食物在体内代谢速度更慢，就使得你的血糖水平更稳定，饱腹感也能持续更久。

当然，要想半夜吃好还会遇到另一个障碍，就是能吃到的健康食物有限，或者有些时候，任何食物都很有限。半夜3:00的时候并没有多少地方会卖蔬菜沙拉。

最终我开始自己带饭，提前做好后，到办公室用微波炉加热一下也很简单。还有更便携的选择，舒尔推荐干酪加薄脆饼干、坚果、煮鸡蛋、香蕉、一袋金枪鱼肉、酸奶，如果你时间特别紧的话，可以偶尔喝一杯巧克力牛奶，因为它含有蛋白质、少量糖及少量咖啡因。她说，手边常备一些补充蛋白的小零食，"你就知道自己总是有能补充营养的食物来源了。"

不过，舒尔还说，睡觉时间和昼夜节律反着来的这些人在回家睡觉时还会遇到一道饮食难关，因为我们的身体本来应该在白天摄入并消化营养，所以这些人在白天常常会被饿醒。"

人们常常建议说睡前3小时别吃东西，而上面就是证明这条建议是会让人走弯路的经典例子。与之相反，舒尔建议在睡前稍微吃一点儿含复合糖类的零食，比如涂花生酱的全麦面包或者加了一点儿热牛奶的燕麦片。这样不仅能解饿，而且其中的复合糖类本身也有促进睡眠的功效（详见第十九章）。

你也可以查阅第十一章，了解如何有策略地使用禁食法或限制进食时间法来应对倒班工作的问题。

方案：积极主张

意识到未确诊的睡眠障碍

倒班工作者很容易就会认为自己遇到了睡眠问题，这大概是因为工作时间的缘故。而且医生也很容易做出类似的判断，而不幸的是，两者可能都错了。

舒尔说，她和不计其数的倒班工作者一起努力过，那些人都惊讶地发现，他们还有没确诊出来的睡眠障碍，如睡眠呼吸暂停、失眠、不宁腿综合征等。许多人都有着和我一样的经历：你去看医生，说你睡不着觉，提到你是倒班工作的，然后对话就在这里终止了。医生会给你开一种安眠药，然后你就被打发走了。

舒尔的建议是：如果你已经试遍了各种办法，想要改善自己的情况，改善睡眠情况，但却都徒劳无功，你要执着地告诉你的医师："我真的觉得我需要做一下睡眠障碍检测。"

方案：改变格式

倒班工作版睡眠日志

如果你上的是夜班，尝试传统的睡眠日志可能就像硬套高中时最喜欢的牛仔裤——根本就没法成功。

大多数睡眠日志采用的都是医患共识版睡眠日志的格式，左侧有一串问题，右侧是七列纵行，每列可填写每天的情况。

但是赛沃大脑研究中心的安妮·瓦利埃博士说，她一开始研究倒班工作者的情况，就发现其中有一个问题。"倒班工作者在白天会睡觉，也会小憩，而晚上如果不用工作的话，他们还是会睡觉。所以评估睡眠就变得更加复杂了。"她告诉我说。她还说，她的病人填一周睡眠日志的时候，只用了三天就把表格填满了，因为他们写白天睡的觉就用完一列，晚上睡的觉又要用一列，如果小憩了就还得用一列。

瓦利埃和她的团队现在正在努力验证一种特制的倒班工作版睡眠日志，不过同时也在考虑用一种"两周式的睡眠日志"（如表 3-2），后者会留出每一个小时的填写空间，而不仅仅是一周中的每一天。下面我的这种睡眠日志是基于铁路员工健康睡眠指南设计的，专门适用于夜班工作者。如果你想要能够下载和打印出来的版本，可以到本书官网（sleepfixbook.com）去找。

瓦利埃说，不论你用的是哪种睡眠日志，对于倒班工作者来说最重要的一点就是把所有睡眠都记录下来——日间睡眠、夜间睡眠、半夜小憩等等。因为即便是对自己睡眠心满意足的倒班工作者，也倾向于在至少两种不同的上班时间都睡一会儿，但如果你只记录日间睡眠，本上的结果肯定还是会显示，你处于睡眠剥夺状态。

表 3-2 两周式倒班工作版睡眠日志

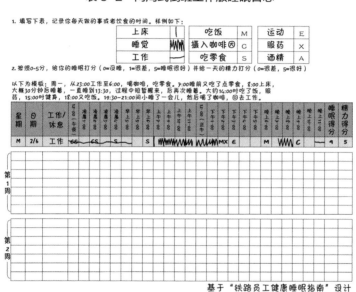

基于"铁路员工健康睡眠指南"设计

—— 方案：做出调整 ——

刺激控制疗法（倒班工作者版）

就像任何失眠者一样，倒班工作者如果失眠，需要减少躺在床上但睡不着的时间，不过正在尝试刺激控制疗法、限制睡眠疗法，或者压缩睡眠法的人应该调整一下方法。

你可能还记得第五章中说过，这些方法的一个重要部分就是这条建议，如果你醒着的时间太久，久到你已经开始烦恼，那就下床做些事情让自己放松下来，等到又困意时再上床。但是瓦利埃博士说，对于白天睡觉的人来说，在睡觉时段，卧室往往是唯一处于黑暗环境的房间了。考虑到他们的昼夜节律水平在此时本来也很高，如果他们出了这个房间，可能一整天都不会真的再感到困意了。

而到了周末，当很多人都调整回晚上睡觉的模式时，因为太习惯于在晚上工作了，如果他们遵循的是传统的刺激控制疗法，可能他们也没法真的产生困意。

与之相反，瓦利埃告诉倒班工作者，要下床，但下来后还是待在黑暗中，做些让自己事情放松，5~10分钟后回床上去。当我问她这5~10分钟要做什么的时候，她建议做呼吸练习或者甚至在房间里来回走一走。当然，你也可以返回第三章、第二十章找找其他建议。我自己会想听一个时间较短的播客，哪怕听完会用掉不止10分钟。

如果你要待在房间里，能找一把舒服的椅子坐着也许会有所帮助。如果你只能坐在床上，可以试着坐到被子上，并且坐到床上平时不会睡的另一边去。任何与平时睡觉时的情形相区别的做法都可以。

我当时并没有听说过这些建议，所以我真的在使用白天版刺激控制疗法的时候离开了卧室。而且由于客厅并不像我的卧室一样黑，我拉下了百叶窗，戴上了面罩型墨镜，以求让入眼光线最暗化。我这么说只是想告诉你，想要有效果，也不必追求尽善尽美地执行这些方法，只要找到能对自己有效的方法就好了！

方案：交流不当

安眠药（倒班工作版）

很多白天睡觉困难的倒班工作者都选择服用安眠药。但瓦利埃博士说，有太多人都吃错时间了，结果会适得其反。这是因为通常得在每天同一个时间服用安眠药的话，其效果才最佳。不过瓦利埃也说，如果医生告诉倒班工作者，要在睡前 30 分钟时吃安眠药，那他们可以在早晨其第一个睡眠时段前服药，等到晚上小睡前再服一次。到了周末，倒班工作者的作息切换成在晚上睡觉时，他们也会要在那时吃一颗安眠药。

所以，就像我之前说过的，如果你要经常服用安眠药，请在睡眠专家的指导下用药。而即便这样，也要保证作息表安排清楚，并且切实地计划好该去吃药的时间。

如果你是一位医生，瓦利埃说，面对倒班工作者时，一定要确保你说的指导意见比平时更清楚。"我觉得要告诉他们'是早晨的睡前 30 分钟'非常重要，比如说，因为如果你说的是'睡前 30 分钟'，而这个患者一天 24 小时要睡 3 次，那他就可能会一天吃 3 次安眠药。"

—————————————— 方案：旋转起来 ——————————————

顺时针、快速轮换，或稳定时间

要推迟昼夜节律往往比提前它要简单，所以如果你轮班工作者，而且还可以自己选择上班时间，最好以顺时针顺序安排轮班，这样你每天开始工作的时间会越来越晚，而不是越来越早。从早晨上班到傍晚上班再到深夜上班，比起反过来的安排要更简单。

睡眠专家也建议，上班安排要么轮转得快一点，最多上 2 ~ 3 个夜班就换，要么就至少 3 周保持不变。不要选择不长不短的安排。

如果要快速轮换，美国睡眠医学会也建议每次轮班工作时间不超过 8 小时，并且夜班告一段落后留 3 天时间缓一缓，再次开始上班和结束之前，留出一天休息时间，让自己调整好状态。

方案：吃处方药

莫达非尼

倒班工作者会嗜好咖啡因，不过要知道，要让头脑更清醒，咖啡因可不是唯一的选择。莫达非尼及其姐妹药品阿莫达非尼实际上都是经美国食品药品监督管理局批准，可用于缓解倒班所致困意的药物。当我开始向睡眠专家咨询这些药时，我以为会听到负面的回答。但令我惊讶的是，克里斯·温特博士却告诉我，莫达非尼对于既有倒班工作障碍又失眠的患者来说就是"天赐之药"。

我并不太相信，但听着他后面解释，这件事就开始合理了起来。温特说，有了这个药，在对病人说话的时候，他就不用说"这有一种药能让你昏睡过去"了，而是能告诉病人在他们惯常的时间上床，然后"如果你睡着了，好极了！如果你没睡着，也没关系。拿着它，这种药会让你放松下来的"。

这句话听起来可能也像一条糟糕的建议。但是温特说，人们经常拿莫达非尼开的玩笑是"用上一次，就再也用不上了"。这是因为失眠者会因为有药而觉得睡不着也没关系了，从而消除了对失眠的恐惧，而这恰恰是让他们夜不能寐的原因。温特说，根据他的经验，莫达非尼并不会让人在晚上睡不着觉，就如没规划好时间的咖啡因一样，而这也是他经常向烦恼于开车回家的倒班工作者推荐此药的另一个原因。

话说回来，莫达非尼像其他药一样，可能会带来副作用。金吉尔·吉告诉我，刚开始由于发作性睡病而服用此药时，她感觉很神奇，工作成效也不错，一两个月过去，她第一次开始感受到强烈的情绪。"看电影的时候我哭了。我以前从来没有因为电影哭过。"她告诉我说，"我会因为以前完全无感的项目而感到兴奋……这一切太棒了——直到那年秋天。"

当她在白天越来越感到积极阳光时，金吉尔说，她在晚上药效过去后却感受到的低落也越来越强烈。她说："我的抑郁症并没有因此好转，那段时间我反而开始发作得更极端了。那会儿太难熬了，没多久，我甚至第一次试图了结自己的生命。"

　　尽管如此，金吉尔说，她并不觉得这种药不好，而后她又继续吃了 15 年莫达非尼。但是她希望当时能有个人提前警告她，这种药可能会导致心理上受影响，那样的话她就能多注意点儿这些问题了。温特说："对于任何会影响中枢神经系统的药物，即便是抗抑郁药，你都得多留个心眼，当心情绪出现波动。"

　　这也是另一条理由，即为什么我们要确保在吃这种药或其他睡眠相关的药时，要在睡眠专家的指导下服用，并且还要确保问清楚所用药的潜在副作用。温特也说，最好是把服药当作一晚没睡好后的权宜之计，或者以服药作为辅助，向着更稳定且不需服药的方向努力。因为，虽然莫达非尼和阿莫达非尼也许能帮你保持清醒，但他们就像咖啡因一样，并不能真正解决睡眠问题。

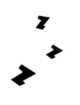

第四部分

睡眠习惯

对大家来说比列出一系列必做清单更让人心烦的事，其实是禁止大家做某些事的清单。宣传良好睡眠习惯的文章就常常给人这样的感觉：不能喝酒，不能摄入咖啡因，不能太晚吃东西，不能看屏幕……这个清单还可以永远继续下去。

如果在"真空"环境中，不需要考虑其他因素，那么清单中的这些话总体上是非常好的睡眠建议。但我们并非生活在"真空"之中，而在现实生活中，这些建议可能也会导致与其益处相反的结果——尤其是对失眠的人来说。

就连这个清单本身都会带来一些后果。先说说这个，强调一大堆为了改善睡眠，所以才必做和禁做的事情，会让人产生一种印象，好像睡眠很脆弱，只有当我们严格遵守一系列规则和做法的时候才能得到好睡眠。它创造的另一种印象就是只有睡眠习惯完美了，失眠问题才能解决。有些文章甚至直截了当地这么说了。这些错误的观念可能会加重我们的问题，比如，我们劳心劳力地完善睡眠习惯，到头来却发现睡眠情况还是一塌糊涂，这样的挫败感会更加重我们的睡眠问题。

相反，就像第二章中解释过的，对待睡眠卫生，就把它当作牙齿卫生就好。一开始就去改善牙齿卫生确实很好，也能防患于未然，但如果你已经有了蛀牙，拼命用牙刷和用牙线也没办法解决问题的。同样的道理，如果你的问题已经存在一段时间了，睡眠卫生也不可能根治问题，执着于此反而可能让问题更严重。

这时候我们自己的判断力就很重要了。如果你每天晚上都要喝两杯意式浓缩，这时你也为睡眠问题所困扰，那么把这个习惯改掉可能就会起很大作用。如果你的睡眠问题大约是从你开始在晚上打电子游戏的时候开始的，那你对症下药时就该从那里入手。但是如果没有明显证据能让你怀疑睡眠习惯是导致自己问题的元凶，那就没有理由相信改善睡眠习惯能解决这些睡眠问题。

不过，有些习惯确实会潜移默化地影响我们的睡眠。比如说，咖啡因的摄入可能源于一些你意想不到的来源，并且在一系列因素的影响下，它的后果严重程度也不固定。而电子屏幕呢，尽管为千夫所指，但有时却会间接有助于我们的睡眠。另外，尽管酒精是世界上最流行的助眠良方了，但实际上它对睡眠的害处也极大。

所以请借助本书第一、二、三部分尽量判断并分析让你一直睡不着的深层原因。然后通过本书第四、五部分全面细致地了解睡眠习惯与睡眠环境是如何影响睡眠的，从而判断对自己来说做出哪种改变是最合理的。

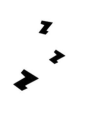

第十五章

醉与眠

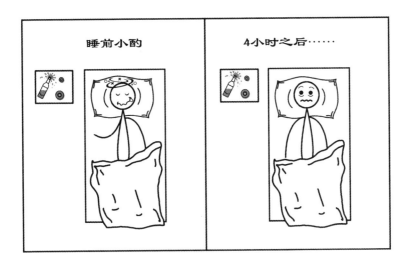

睡前小酌　　　　　　4小时之后……

在我的生活中，几乎每天都会见到宣传某种新药或者新设备能助人入眠的广告（我已经被针对性营销了）。但是尽管这一产业蓬勃发展着，人们最常用的助眠手段还是老办法：酒精。

睡眠基金会称："多达 20% 的美国人借助酒精入睡。"原因一想便知，喝酒确实会让你睡着。只要喝得够多，你甚至会直接不省人事。对于有睡眠问题的人来说，这一点儿可太吸引人了。

我能回想起来，在偶尔的清晨快乐时光里，有很多次我都会想要再喝一杯，就是因为想要再加把劲，争取一下夜班回到家就能睡着。那段日子里，我上床、躺在枕头上，几分钟不到就睡着了。这种情况和我通常要躺在床上无法入睡又感觉沮丧的时候比起来确实好了不少。但尽管睡前喝一杯的做法很流行，但酒精仍然是助眠手段中的下下策，几个小时之后我就会体会到了。

首先呢，酒精可以促进腺苷分泌、放松肌肉，从而帮助我们入睡，但腺苷水平增高只是暂时的，而肌肉放松也包括咽喉肌肉——所以我们更容易打鼾、更容易出现睡眠呼吸暂停了。然后，像第十章讲过的一样，当我们从睡梦中醒来的时候，酒精的失效也扰乱了我们的体温节律、皮质醇节律，以及褪黑素节律。对于不宁腿综合征患者来说，酒精带来的后果更糟。而且酒精还利尿——让人想要起夜小便，之后还会使身体大量缺水，每一件事都会破坏你的睡眠。

因此，尽管喝几杯酒或许能让我们当下更容易入睡，但想要保持久睡则是另一码事了。随着我们的腺苷水平下降，昼夜节律开始在错误的时间发送醒来的信号，我们的睡眠也就被打断了。如果这时你的呼吸中断或者腿部感觉难受，情况还会更糟。而对于有些人来说，醒来常常都不会记得夜晚极短暂的苏醒，但这样也会对你的睡眠质量产生影响。对于像我这样的人来说，过不了几个小时后，我就会完全醒来，心跳加快，身体缺水，而且再也睡不着了——尽管这时我会感到非常疲惫。

但是亨利福特医疗中心下属睡眠障碍与研究中心的研究主任蒂莫西·勒尔斯博士通过研究发现，有一些严重失眠者可能不会受到这种方法的负面影响。"这些人喝酒的时候，他们的睡眠反而变得正常了。"他告诉我说。这类人睡前少量饮酒后，他们很快就入睡了，而且也确实睡了足足一整晚，没有中断。但勒尔斯说，在短短三天之后，失眠者就会对一开始的镇定效应产生耐受性，酒精就会开始扰乱他们的睡眠了。

尽管那段快乐的醉酒时光之后我的睡眠效果也不好，时间也很短，但我仍然非常感激这段轻松入睡的时间，它给了我喘息的机会。这种睡眠是不需要我思考或担心的。睡眠健康的人可能难以理解这种情形，但借助酒精，让我对自己的睡眠也有了自信，从很多角度来说，宿醉也是值得的。

好在，我只会在社交场合喝酒。我从来没有养成到家之后，睡觉之前夜间小酌的习惯。但我并不是在评判有这种习惯的人。我说这些话只是想表达，我也完全明白这种感觉，不过还有更好的办法。

写到这里，作者通常会说明这就是为什么他们再也不喝酒了，并且你也不应该再喝了，对于本书作者来说，说这样的话就是自欺欺人。我偶尔还是会小酌一两杯鸡尾酒，但我不会再借助酒精来让自己入睡了。相反，我还学到了几个能够限制酒精对睡眠所造成影响的办法。

方案：宵禁禁令

切断来源

目前能限制酒精对睡眠影响的办法中最有效的一项就是，早点儿放下酒杯，在睡觉前给自己留足醒酒的时间。人体要分解完一杯烈酒、啤酒、鸡尾酒或者红酒，平均需要 1 个小时左右的时间。所以勒尔斯说，经验之谈是，如果你喝的是一杯酒，就在睡前至少 1 小时的时候喝完它，而如果你喝的酒不止一杯，那就要在睡前至少 2 ~ 3 个小时前喝完。至于是否即便晚睡也要等到酒醒了再睡，勒尔斯说，尚且不能明确给出答案，但这也是有可能的："如果你多熬了 1 小时，然后再试图入睡，那你可能会睡得更好。"

方案：一箭双雕

从食物入手

你可能听说过，吃东西能醒酒，因为食物可以吸收你腹中的酒精。我要很遗憾地跟大家说，这个说法并不正确。虽然喝酒之后进食没法那么有效地帮人醒酒，但喝酒前吃东西或者边喝酒边吃，确实可以带来双重好处。

第一个好处是，饱腹状态下，人体将酒精吸收进血液的速度会减慢。这倒不是多大程度上食物吸收了酒精，而主要是因为胃部吸收酒精的速度要比肠道慢得多。人喝下液体后，液体基本上就会直接流到肠道处。但食物需要在胃部先进行处理。因此，在饱腹状态下喝酒会增加酒精停留在胃部的时间，而在此期间，酒精的吸收速度就会慢得多，从而给肝脏留出更多分解酒精的时间。

另一个好处是，食物可以提升肝脏分解酒精的能力。就像玛丽－皮埃尔·圣洪日博士所说，"在饱腹状态下，负责酒精解毒的酶在肝脏中的数量比禁食状态下的数量要多。"因此，食物能间接帮助肝脏更快分解和清除酒精。

至于要吃什么，在 2012 年有一项研究提到醉酒后的一顿饭，可以脂肪含量高，也可以碳水化合物或蛋白质的含量较高，都是同样有效的"，这两种吃法都有助于减缓胃部排空速度，并且提高酒精代谢率——就是能让酒精快速地从你体内清除。

当然，即便是在吃得很饱的状态下，贪杯狂饮也还是会超出肝脏的承受范围，使血液中酒精含量飙升，所以小酌要适量啊。

方案：转换之法

补水

要减轻酒精对睡眠造成的影响，水是另一样可以一举多得的工具。摄入足量的水分不仅可以对抗缺水，而且如勒尔斯博士所指出的，"额外的水分或许能帮助你代谢体内酒精，因为你会排尿的"。但与过去我们在大学里的做法不同的是，勒尔斯说，这并不等于说你应该在睡前源源不断地大量饮水。如果你这么做了的话，晚上就得起夜了。

与此不同的是，和我交流过的几位专家建议，在每一杯酒之间，可以换着喝一杯白水或者含有电解质的饮料。而且这样做还有一个好处，当你喝水的时候，你也就没在喝酒了。

------- 方案：未雨绸缪 -------

布置好睡眠环境

除了上面说的这么多问题，酒精还会降低我们后半夜的觉醒阈值，也就是说，我们会更容易被干扰弄醒。所以光线、声音或温度的变化——这些我们正常情况下能照睡不误的因素，就会突然变得足以弄醒我们了。你可以做到确保自己的睡眠环境尽可能地适合入睡，并且尽可能地屏蔽干扰，以此来解决这一问题。详情可查阅第五部分。

在你出去喝酒之前就布置好卧室也是一个极佳的办法。如果你现在不想把眼罩找出来、把播放助眠音频的机器设置好，那等你喝了三杯鸡尾酒回来之后也绝对不会去做这些事情的。

------- 方案：不要乱搭 -------

别吃安眠药

吃片安眠药，这听起来像是解决酒精所致睡眠问题最简单的办法了，但是委婉地说，安眠药和酒精并不适合一起出现。临床心理学家迈克尔·布鲁斯在其博客（thesleepdoctor.com）上解释道，安眠药其实会让酒精的作用翻倍。这不仅对睡眠有害，布鲁斯还说，"患者所说的很多奇怪行为都是都在他们既吃安眠药，又喝酒的时候出现的。这么做会有危险，而且不论何时都是应该避免的。"

方案：乐需节制

"适量"饮酒

人们总是泛泛而谈，说什么"适量"饮酒，但是你知道"适量"其实有一个实实在在的标准吗？《美国居民膳食指南 2015—2020》界定，饮酒之所谓适量是指，男性每天最多喝两杯，女性最多一杯。但为了将睡眠干扰降到最低，你还是不能在离睡眠时间太近的时候喝酒。当然这样并不等于说你可以攒一攒，然后把平时的酒都挪到周末再喝。

方案：亲身体会

放下酒杯缓一缓

读了所有你想知道的关于酒精对睡眠影响的知识，要是想搞明白酒精是怎样影响你的睡眠的，最好的办法就是停一段时间别喝酒。神经学专家、睡眠专家克里斯·温特博士建议，拿出两周时间，滴酒不沾。这两周过后，你可以评估一下你的感受，再自己决定以后晚餐不喝酒到底值不值。

第十六章

屏幕的真相

要是你听过接下来这几句话，你就把我喊停：屏幕会发出蓝光，蓝光影响睡眠，所以你应该保证在至少还有两小时要上床的时候就不要碰屏幕了……把手机带上床更是想都不用想。尽管这其中的逻辑听着非常直接明了，可实际情况却要微妙得多。

无底洞

迈克尔·格兰德博士说，尽管关于蓝光的这种说法听起来很有说服力、很科学，但他相信睡前看屏幕带来的更大一个问题是心理上的投入，而后者就很大程度上取决于你在用屏幕干什么。格兰德博士和他的团队在 2015 年的一项研究中关注过这个问题，方式是比较 1000 名受试者睡前使用设备的情况及其睡眠情况。其实，把设备放在房间里并不能表明它和睡眠问题之间有什么关系。某些行为也是这样的，比如发消息和打电话。但晚上发邮件以及上网冲浪确实是与失眠以及睡眠短暂有关联的。格兰德解释道，"如果你在做一些心理上投入程度更高的事情，你的睡眠就更有可能会被打断。" 2013 年的一项关于睡前 1 小时内设备使用情况的研究也得出了类似的结论：一台设备的互动性越强，其使用者就越有可能会陷入入睡困难，或者睡眠效果不佳。

除此之外，格兰德还说，现在的设备内容被设计好了要连续不断地迫使用户做什么。我们会无休无止地滑动社交媒体的推送，电子游戏的游玩时长可能会达到 13 个小时以上，甚至电视节目也更具有连续性了——有时候下一集会自动就开始播放了。因此，想要抽离出来就变得更加困难了，也更容易失去时间感以及睡意。而你会注意到的下一件事就是，已经过去好几个小时了，你不仅仅是醒着，而且是太过活跃以至于睡不了觉。

想要做一些时间要求比较紧的事情时，我常常掉进这样的陷阱，比如去下单买吃的、买杂货的时候。通常我会先劝劝自己，先不要管这事，采购吃的不着急，我们可以从外面打包回来吃。但我总会不可避免地纠结购物清单的事，感觉它在心里绕成了一团球。所以我会再把毛巾加到清单里，拿起手机开始操作。但就在我关掉购物软件之前，我又决定快速查看一下邮箱。"哦，有一件亚马逊买的东西到了。看看是哪个！"于是我就又打开了亚马逊，但就在我检查订单之前，推荐列表里又有一个梳妆镜吸引了我的目光。我一直想在卧室里打造一个迷你梳妆台。也许它这儿有金色镜子呢？我翻看了一些，但没找到我想要的那种。但是我记得在前不久看过的一个发型教程视频里见过一个不错的。然后我又打开了油管视频（YouTube），"呃，我找不到这个可恶的视频了。"我看到有一条推送说，化个什么妆，让研究看起来能显小。我想要眼睛更年轻！所以我点开了那条推送，实际上那是一条亮采眼霜的广告，说用了之后能让你看起来像"昨晚睡足了 9 个小时"。当时它一下就戳到我了："睡眠！我应该去睡觉了！"但是我已经把这么多时间全都浪费在网上了，所以完全不可能睡足 7 个小时了，更不用说 9 小时睡眠了。

屏幕的好处

虽然看屏幕的这段时间不利于睡眠，但它也有一个经常被忽视的好处。拉什大学睡眠障碍方向研究员及临床医生詹姆斯·怀亚特博士告诉我，很多病人进来都会说，他们已经把自己知道的所有办法都试了一遍了。睡觉前两小时都完全不看电视了。然后怀亚特博士就告诉他们这就不合理了，你需要做一些能让自己放松下来的事情。

我是间接知道这一点的，当时我去看一个针灸师，是我的助孕医生推荐给我的。我和丈夫备孕已经至少3年了，而我还是忍不住把睡眠问题当作备孕的阻碍之一。不用多说，额外的压力肯定不会让我能轻易入睡。当我第一次坐下来准备就诊时，针灸师问了我各种各样的问题，比如我的工作、我的个人生活、我的作息、我的生活习惯。然后她用一个问题就让我愣住了："有什么事情是你单纯为了自己而做的吗？"她问道。我的脑海里不停地冒出来回答，但她也把这些回答都一一排除，因为这些事情有利于我的工作、我的丈夫、或者其他什么事物。最后我明白她的意思了。"我看《主妇真人秀》（*Real Housewives*）！"我告诉她，"看这个节目对我当记者也没有帮助，我丈夫还很讨厌它——看这个完全是为了自娱自乐。"她说："多看看这个吧。"所以我就把《主妇真人秀》当作我晚上的保留节目了。结果我发现看着其他人的浮夸生活入睡，比边思考我自己的生活边入睡要简单多了。

所以如果你发现屏幕宵禁法对自己管用，有助于你在一天将尽的时候放松身心，那就妙极了！如果你发现，不让自己看电子屏幕之后你感觉更焦虑了，或者你需要用电子屏幕上工作，那不妨看看下面的这些方法。

────────── 方案：大开眼界 ──────────

妙用灰度

不想掉进看手机停不下来的无底洞里，我最喜欢用的一个窍门就是灰度法：把手机设备滤光器调到灰度模式，所有东西都以黑白色显示。迈克尔·格兰德博士说，他一开始是从一位原本喜欢在床上看好几个小时手机的病人那里学到这种方法的。"这个办法对她特别有效，在我用到的其他场合也是如此。"他跟我说道。

我们这次对话的时间点很耐人寻味，因为当时正是疫情最严重的时候，困在家里、与外界失去连接感的处境让我无意识间刷了更多社交媒体的内容。对于格兰德的建议，我非常兴奋，于是我马上把手机调到了灰度模式。过了一周后我惊讶地发现：我使用屏幕的时间减少了42%！

每台设备都不一样，但这个模式往往都在滤色器设置里的某个地方。我现在给它设置了一个快捷路径。如果我想看彩色图像，我就连续点击屏幕三次。看完之后，我就再点三次，回到灰度模式。

这个窍门最妙的地方就在于，这个模式用起来除了颜色以外没有任何变化，所以也不需要牺牲掉太多东西。如果睡觉前我想起来需要在购物清单里添加一个东西，我还是可以添加，也不费什么事。但即便那个时候我决定"迅速"浏览一下照片墙，我也确实会很快浏览完，不会再糊里糊涂地刷下去。反正黑白画面让刷手机没那么好玩了——就我个人来说，这个程度是42%。

方案：矗立如松

看多长时间 = 站多长时间

格兰德减少睡前看屏幕时间的第二个窍门其实更像一个规矩："不要拿着手机钻到被窝里，要站到床旁边。你可以上床，但上床了也要站着。"他说，这样就不会出现沉迷手机、注意不到困意等身体信号的典型问题了。"如果你站着，你就不会完全感觉不到自己的身体。"格兰德跟我说，"最后……你就会想坐下，这就是身体在告诉你，已经足够了。你不需要再继续放松了，已经可以睡觉了。"

我自己操作的时候稍微偷了个懒：我让自己坐在床上看手机，但如果我感觉想要躺下了，那就必须放下手机。

—— 方案：意志外包 ——

不良软件宵禁法

知道灰度模式这个窍门前，我用的是一种我称之为禁用"不良软件"的方法，就是晚上只禁用那些容易吸引你、让你陷进去的软件或网站。

要这么做，你可以在一天中某个时间之后禁用掉某些软件，或者设置好每日使用某个软件的时间上限。有些设备自带这种功能，你也可以挑一个在多种平台和设备上都能使用的第三方软件。这些软件通常都会宣传自己是"专注"类软件，用于提高工作效率，但确实限制那些让人走神的东西也有助于你上床好好睡觉。

—— 方案：懒有懒法 ——

被动活动

使用带屏幕的电子设备放松时，只要有条件，也可以选择更被动的活动，做活动中的观察者而非参与者。比如看电影或者看节目，就比打游戏或看社交媒体更合适。电视节目和电影还有一个好处是，它们有明确的结尾。

如果网飞（Netflix）的自动连播功能让你欲罢不能，不妨考虑一下关掉连播功能。这样的话，每集结束时，你都得选择继续观看的选项，而不是选择取消连播，当你脑子里想着就再看一集的时候，这点儿区别就会让情况大有不同了。

—— 方案：调节亮度 ——

暗色／深色模式

想要控制晚上屏幕发出的光造成的影响，可以先从控制屏幕亮度开始。如果你已经按照第八章里所建议的，减弱了周围环境的光线，那你其实不太需要这一点。在电脑显示器上，亮度调节可能是显示器自己控制的，也可能是在电脑设置里，或者两边都可以调。至于手机和平板的话，可以在设置里调节，很多设备也有快捷指令。调低对比度也有助于减弱屏幕发光的强度。

还有一些方法也可以限制屏幕亮度，甚至能比标准设置里调得幅度更大：

➤ **深色模式／夜间主题**

深色模式或夜间主题本质上是把白底黑字变成黑底白字。如此一来，它不仅减少了入眼光线，还能延长电池寿命。现在大多数移动设备及电脑都把这一功能作为独立可选项放置在显示设置里，或者作为滤色器（有时两者都是）。

我让自己的手机每天晚上都自动切换成深色模式，早晨再换回普通模式。你也可以创建一个快捷指令，方便自己随意切换深色模式。

➤ **额外暗度**

屏幕亮度已经调到最低值并不等于它一点儿也不能再暗了。比如苹果手机有一个鲜为人知的弱光选项，是一种缩放滤镜，藏在缩放设置栏里（谷歌一下"苹果手机如何开启弱光模式"，可以找到更具体的指南）。把这个功能也设置成辅助功能快捷指令，以后你只需连按侧边按键三下，就可以让屏幕变得格外暗了。

方案：调暖屏幕

改变色调

除了降低屏幕亮度，你还可以通过减少蓝光或者减少冷色调的程度来控制屏幕对睡眠的负面影响。对于防蓝光软件的效果，目前还没有多少数据可供参考，但是和我交流过的很多医生都推荐这种软件，而且 2019 年有一项针对夜班工作者的研究也确实发现，在电脑上使用防蓝光软件提高了他们的睡眠质量，之后他们上夜班时也会感觉没那么疲惫。

很多手机甚至最近新上市的电视现在都支持这种类似的功能，比如苹果手机的夜班模式。至于不支持这种功能的产品，手机上也有第三方软件，另外还有比如漂电视（driftTV）这样的外挂产品可以在电视上使用。

这是我的手机和电脑每晚会自动去做的另一件事。我还没有在电视上做任何调整，但你会在下一个方案里看到，我对此并不是特别在意。

如果要选一个技术含量更低、更普适的办法，你也可以试试防蓝光眼镜。2018 年，有一项研究发现，让 14 位失眠者每天睡前两小时都佩戴黄褐色的防蓝光眼镜，这样持续一周后，他们明显睡得更久、更香了。

只要确保别一整天都用这些功能就行，尽管蓝光受到了这样的区别对待，但在白天，蓝光其实是有益于保持昼夜节律的。所以为了睡眠着想，还是只在睡前几小时之内开启这些功能吧。

方案：后援手段

注意屏幕距离

还记得爸爸妈妈警告你说，不能坐得离电视太近吗？这又从另一方面证明，妈妈确实是懂得最多的。与光源之间的距离会减少进入眼中的光线，所以离屏幕越远就越好。因此，在电视上看电影或节目往往比在电脑或平板上看要更好。尽管电视屏幕确实更大，但是你会坐得更远，也就是说，进入眼睛的光线会更少。

话虽如此，可如果你家的电视好像特别亮，不妨调低亮度，或者戴上墨镜，也可以两者都尝试。如果你就是要在手机或平板上看视频，那就调低亮度，而且不要拿在手里看，可以把它架在远一点儿的地方看，这样你就可以坐得远一些了。

第十七章

咖啡因大错特错

谈论时聊起咖啡因和睡眠，往往只能很短暂地说几句：咖啡因不利于睡眠，想睡得好一点，就不要摄入咖啡因。对话结束。但是如果你有睡眠问题，还继续摄入咖啡因，我猜并不是因为没有人跟你说过咖啡因会扰乱睡眠的事。你会这样是因为要戒掉咖啡因很困难——尤其是当你有睡眠问题的时候。而且，如果咖啡因能帮助你在没睡好的一夜过后还能维持稳定的清醒状态，那么要解决睡眠问题时，戒掉咖啡因这一选项可能就不可取了。

所以我不劝你戒悼咖啡因了，我们来聊聊如何使其精华最大化，糟粕最小化吧。因为事实就是，我们大部分人对待咖啡因的方式都大错特错了。

方案：听我说完

晚点服用咖啡因

尽管市场营销总想让我们相信如此，但所谓的"醒来时最美好的时光"并不应该是喝一杯咖啡的最佳时机。要了解为什么，你就得先搞清楚咖啡因的作用机制。

咖啡因的主要功能是阻挡腺苷，后者是大脑中一种使我们感到困意的化学物质。你可能还记得第五章中说，当我们清醒时，腺苷就积累着，等我们睡觉了，腺苷就消散了。所以我们早晨醒来时，我们的腺苷水平是处于最低点的。那大多数人是在什么时候摄入咖啡因的呢？早晨刚起来的时候，这时腺苷量还很少或者干脆没有腺苷来让咖啡因发挥作用。这就等于白费功夫了。

咖啡因的另一个功能是提升皮质醇含量。但是对大多数人来说，皮质醇含量在我们醒来后的 1 小时之内就会升至最高水平了，所以如果你起床后做的第一件事就是喝咖啡，那么你的皮质醇水平就已经很高了。所以还是一样白费功夫。迈克尔·布鲁斯博士曾说，"早晨喝咖啡就像在火已经熄灭的地方泼水。"

你可能在思考，"那为什么我喝完早晨这杯咖啡后感觉精神百倍呢？"如果你每天都摄入咖啡因，你所感受到的这种体验可能就是体内咖啡因消退的感觉。这就说明，咖啡因没有"给你能量"，只是让你恢复到基本水平罢了。布鲁斯说，我们也有可能感觉到的是咖啡因导致的肾上腺素飙升的感觉。但是由于我们的皮质醇水平早已增高，所以这个变化也不会让我们感觉更加清醒——而是让我们变得焦躁不安起来了。

◆睡眠惯性

能让人们在早晨喝完咖啡之后感觉更加清醒，还可能是因为睡眠惯性。认为休息好了的人就应该充满活力地从床上蹦起来，这其实是一种误区。我们大多数人会经历某种睡眠惯性，醒来时会有一阵儿感觉昏昏沉沉，随后大脑会从睡眠状态切换到清醒状态。目前已经证明，睡眠惯性可能短至 1 分钟，或长达 4 小时，但除非你的睡眠剥夺非常严重，一般睡眠惯性通常会在 30 分钟内消失。所以，我们很多人可能觉得是咖啡因把我们从晨起后的昏昏沉沉中拉出来的，但其实这时只是大脑在正常醒来而已。

但是当你喝惯了咖啡之后，它的提神效果也没那么好了，这时你对咖啡因的耐受度也随之上升了。

詹姆斯·怀亚特博士建议，对待咖啡因的合理策略应该是，早晨一滴不沾，午餐稍微来点，说午餐时间也就是要在一天正中间的时候。如果你觉得这个时间太晚了，迈克尔·布鲁斯博士建议，至少等睡醒 90 分钟之后再喝咖啡，并且把刚起床就喝咖啡的习惯换成起床后喝水、晒太阳。如果你感觉早晨喝咖啡已经成了习惯，没有就是不行，那可以把普通咖啡换成低咖啡因咖啡。不妨看看下面的部分，了解一下逐渐减少的技巧。

方案：选择反面

……但不要太晚了

我懂，我懂，我刚刚跟你说摄入咖啡因的时间要晚一点儿，但是我们都心知肚明，如果太晚了，可能就会扰乱睡眠。所以多晚儿算太晚儿呢？

最常见的建议就是避免在睡前 6 小时以内摄入咖啡因，不过因人而异，咖啡因会在人体内留存多久的差异实在太大。怀亚特博士解释道，"这很奇怪，咖啡因在人体内的半衰期从 3 小时到 7 小时不等。这个差异可是很大的！"

仔细说来，这个说法并不表示咖啡因要用 3～7 小时才会离开人体，而是指，你摄入的咖啡因总量的一半会需要 3～7 小时才会被排出体外。然后剩下咖啡因中的一半还需要 3～7 小时，才会离开你的身体，以此类推。

更复杂的是，咖啡因的半衰期还会受到外界因素的影响。抽烟会使之缩短最多 50%。但是肝脏疾病、细胞色素抑制剂和甾体激素会使之延长。最后这部分对女性来说尤其重要，因为口服避孕药容易使咖啡因半衰期延长一倍。不过，似乎没有什么会比怀孕更能影响咖啡因的代谢了，咖啡因半衰期平均会因此延长 8 小时以上，在一些情况下，怀孕会使咖啡因半衰期延长至 16 小时。

对于代谢较慢的人，这就意味着即使你做到了睡前 6 小时不摄入咖啡因，但到了睡觉的时候，你白天摄入的咖啡因还是会有超过一半的含量留在体内，甚至可能是全部。考虑到你摄入的量以及你对咖啡因的敏感程度，留在体内的咖啡因含量可能会超过能明显扰乱睡眠的量。最糟糕的是，你可能都意识不到这一点。

2013 年的一项研究表明，与安慰剂相比，在睡前 6 小时摄入 400 毫克的咖啡因会使睡眠减少不止 1 小时。的确，这差不多相当于 4 杯普通咖啡了，比大多数美国人一整天喝的都多。但最让我觉得有意思的是，即便摄入了这么多咖啡因，即便客观监测器显示这些受试者损失了 1 个小时还多的睡眠，但他们并没有在自己的睡眠日志中记录下任何与之相关的事。

该研究的负责人，亨利福特医疗中心的克里斯托夫·德雷克博士告诉我说，"这主要是因为他们的睡眠是碎片化的。你只是这会儿醒来一下，那会儿又醒来一下，一般自己都意识不到这一点。早晨醒来的时候，你还会觉得自己睡得特别好。"

咖啡因昼夜效应

咖啡因能让人保持警醒，因而会干扰睡眠。不仅如此，如果摄入时间较晚，它还会扰乱昼夜节律。2016 年，有一项研究证明了这一点。其中，研究者分别在 5 个受试者平常的睡觉时间前 3 小时给他们每个人一样多的双倍意式浓缩咖啡。研究者发现咖啡因平均会使受试者的褪黑素节律推迟 40 分钟，差不多是 3 小时亮光疗法效果的一半。"所以它不仅会影响睡眠、清醒状态，还会影响基本的节律运作。"该研究作者之一肯·怀特博士这样跟我说道。

也就是说，有时在晚饭后喝一杯咖啡，不仅会让你当晚睡得更晚，还会导致第二天早晨醒得也更晚，晚上睡得也更晚。该研究作者之一约翰·奥尼尔博士说："你会感觉像有时差一样。"所有这些效果随后都会形成所谓的咖啡因循环：因为咖啡因的缘故，你没睡好，所以第二天你就想办法补偿……这个办法就是摄入更多的咖啡因，结果睡眠质量越来越差劲。如此周而复始。

所以如果你怀疑可能是咖啡因影响了你的睡眠，请尽量早点儿放下手中的咖啡，看看效果会怎么样。不过，不要只关注自己睡得好与不好——还要观察接下来的两天你的身体感觉如何，因为睡眠被扰乱的时候我们没法全都注意到，但是身体感觉糟糕透了的时候我们可以明显感觉得到。

如果你有睡眠监控器，那也可以使用这个设备，看看调整了摄入咖啡因的时间之后，你的睡眠会不会有什么变化，并记录下来。但同时也要记得，睡眠监控器并不擅长记录睡眠周期或睡眠总量，有时数据也不准确，所以这一方法仅用作粗略对比就好了，不要过度分析其中细节。

咖啡因与睡眠惯性之战

一般早晨的睡眠惯性通常不到 30 分钟就消失了，但如果我们突然从深度睡眠中醒来的话，睡眠惯性就会更严重、持续更长时间了。这种情况往往发生在半夜醒来后或者在睡眠剥夺状态下小憩时，因为睡眠剥夺会使我们更快进入深度睡眠。这种睡眠惯性并非只是让你有点儿昏沉，甚至你会感觉好像烂醉如泥。

"现在，假如有的人因为有紧急事件而醒来，比如护工、消防员、医师、安保人员、军事人员——现在需要他们在这种情况下行动。"科罗拉多大学博尔德分校睡眠与时间生物学实验室主任肯·怀特博士这样跟我说。他还说，在此类情况下，咖啡因是会有用的，尤其是快速生效装的形式，比如咖啡因口香糖，现已证明吃这种口香糖比喝咖啡能更快地让咖啡因进入血液中。

但即便有咖啡因相助，怀特博士还是表示，在可能会出现睡眠惯性时，其他保障措施也非常重要。"比如，医师要把某种药或者某种药剂递给护士……可能需要有其他人来做这件事，或者至少检查一下有无问题……因为他们可能会出错。"

方案：反常操作

咖啡因小憩法

睡眠惯性尤其危险的另一个场景就是在路上时。我们总是听到如果我们在开车时觉得困了，这时就应该停车小睡一会儿。但如果你醒来时带着睡眠惯性

199

继续上路,那本质上你是在"醉驾"。这时,不妨考虑一下咖啡因小憩法。怀特博士解释道,"你其实可以在停在休息区小睡前,摄入一定量的咖啡因。然后等你醒来时,咖啡因就起作用了。这样,你就几乎不会受到睡眠惯性的影响了。"

这时,浓缩咖啡往往就很值得推荐了,因为要能够快速摄入咖啡因,还要赶在它生效之前就小睡完毕。如果你像我一样,是个平常不擅长小睡的人,那服一片咖啡因片可以为你争取一点点入睡时间,在咖啡因进入血管前抓紧小睡一下。

尽管如此,第五章已经说过,强迫自己保持清醒有点类似屏住呼吸,最终身体会夺过控制权然后开始呼吸或者小睡,不管你多么努力想要抵抗这个趋势都会这样。如果你太困了没法开车,最好的选择就是:换个办法回家。曾经有一个我深爱且亲近的人就是因为疲劳驾驶离我而去,我可以跟你保证,冒这个险开车回家,一点儿都不值当。

────────────── 方案:忠言逆耳 ──────────────

重置咖啡因

美国国家睡眠基金会称,人们往往会对日常剂量的咖啡因产生强烈耐受性,出现耐受性的时间从 1 周到 12 天不等。坏消息是,如果处于睡眠剥夺状态,会更快出现耐受性。2016 年有一项研究发现,在被限制只能睡 5 个小时的受试者身上,由咖啡因带来的警醒反应与表现提升效果仅仅只能持续 3 个晚上就会消失不见。

但对于天天摄入咖啡因的群体来说,好消息是,随着耐受性增高,同样水平的咖啡因对睡眠的影响会越来越小。而坏消息是,为了达到你在白天想要的效果,你会需要越来越多的咖啡因。这就会带来最严重的影响,你可能也会对咖啡因产生依赖性,这意味着如果不摄入咖啡因,就会出现戒断症状,比如头痛、易怒、疲劳。

所以，你需要通过重置咖啡因的常规模式来避免这种情况。因此，咖啡因的摄入间隔要有多频繁或多久要取决于许多因素，包括你平常一般摄入多少咖啡因。但是你也可以，比如每周停 2 天或者每月停 1 周。这就使得你能避开咖啡因循环并且保持咖啡因的效果，然后当你最需要它的时候，咖啡因就能派上用场了。

方案：循序渐进

渐舍法

如果你已经对咖啡因产生了耐受性，想要减少用量或不再借助它，你可以通过循序渐进避免戒断症状或其他不良影响，这种方法也叫作逐渐削减法。

操作指南：咖啡因渐舍法

逐渐削减咖啡因用量最简单的方法之一就是给自己常喝的含咖啡因饮品找到脱咖啡因或低咖啡因的替代品，比如低咖啡因的咖啡、茶或苏打，迈克尔·布鲁斯博士是这样建议的。然后遵循他给出的以下指导：

第一周：将自己常喝的含咖啡因饮品换成 1/4 低咖啡因饮品 +3/4 常规饮品。

第二周：提升这一比例，使低咖啡因饮品与常规饮品含量相等。

第三周：提升比例，达到 3/4 低咖啡因饮品 +1/4 常规饮品。

第四周：如果你还没准备好完全换成低咖啡因饮品，可以在完全低咖与 3/4 低咖 +1/4 常规的混合饮品之间切换，一天一换。

第五周：如果你之前还不是，那现在换成完全低咖啡因饮品吧。

詹姆斯·怀亚特博士建议，还有另一条普遍性建议也很不错，就是每两天将咖啡因摄入量减少 50 毫克。怀亚特说，用咖啡因渐舍法时往往得既满又稳

才能成功。

营养学家肖恩·斯蒂文森也建议，在用渐舍法时多吃含纤维食物。在《更聪明的睡眠》（*Sleep Smarter*）一书中写道，"在打破原有的喝咖啡习惯时食欲暂时下降是正常的，但多吃含纤维食物、多喝水可以很好的改善这种情况。

方案：有意而为

避免意料外的咖啡因

尽管聊到咖啡因总是绕不开咖啡，但咖啡因还有很多不同的形式，其中有些可能会让你大吃一惊。"一块 5 盎司的黑巧克力所含的咖啡因能有一杯咖啡那么多了。"萨钦·潘达博士在他的《节律密码》中写道。你也可以在茶、某些药物，甚至运动饮料中也发现咖啡因的存在。

克里斯·温特博士擅长解决运动员遇到的睡眠问题。他跟我说他发现，在运动前后服用的各种产品中，咖啡因出现得越来越多。"咖啡因几乎无孔不入，它是一种用于提升表现的药物，需要有计划地服用。"他告诉我。

詹姆斯·怀特博士说，即便是喝咖啡的人，通常也只关心他们喝了几杯，而非杯子的容量以及咖啡的浓度。"人们就这样大大低估了他们摄入咖啡因的量有多少。"他说道。

所以要试着分析咖啡因对你的影响时，不要忘了别把眼光局限在自己喝了几杯咖啡。你摄入的咖啡因可能远比自己想象的要更多。

方案：改变节律

分步推迟咖啡因

咖啡因能阻碍昼夜节律，因而也可以当作改变昼夜节律的工具，尽管这是一个我们所知甚少的工具。如前所述，偶尔或突然的在晚上喝一杯咖啡已经得到证实，能够一步步推迟人体的昼夜节律。但这一方法只有在你有一段时间没有摄入咖啡因的时候才有效。

所以如果你想要试试用咖啡因推迟昼夜节律（也许是为了出去旅游），要确保在此之前 1 ~ 3 天左右你都没有摄入过咖啡因。而且，还要确保用量和时间把握恰当。怀特建议，在原本时区正常睡觉时间前 3 ~ 4 个小时的时候服用大概 200 毫克的咖啡因。

这一方法不如限制光照法那么有效，但它也可以作为备选考虑。

方案：改变视角

忧虑会打败咖啡因

咖啡因是会扰乱你的睡眠，但正确看待这一影响也很重要。杰森·盎博士说，差不多在他 15 年的从医经历中，他能回忆起来的咖啡因摄入量过多以至于必须治疗的案例大概有两例。这也是我接触过的很多专家的心声。

所以请把以上方案当作改善睡眠的方法，而不是当作治疗手段。如果你一天摄入的咖啡因确实太多，最好的做法就是继续生活，尽量不要担心这个问题，因为我们大多数人在体内就算有一定量的咖啡因时仍能睡着，相反你知道更严重的是什么吗？是因为咖啡因而担忧不已。

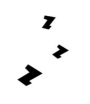

第十八章

吃，还是不吃

对于禁食对昼夜节律的影响，也是最近刚刚发现的，不过要在最后一餐和睡觉之间留出一大段时间的建议可并非近来才有。多年来，我们早已听过，为了不让反酸问题干扰我们的睡眠，我们应该在上床之前 2 小时、3 小时，乃至 7 小时就不再吃东西了。这个逻辑有点儿道理：胃部会分泌胃酸以消化食物，所以在消化告一段落之前就躺下来的话，胃酸就会更容易沿食道而上，产生反酸和烧心的感觉。

但是像我在第十一章中提到的，这个建议忽略了某些人（比如我）的现实情况，就是如果饿着肚子睡觉，我是睡不着或者没法久睡的。阿拉斯加睡眠中心在官网上解释道，空着肚子睡觉"会让你因为难耐的饥饿，心里一直警醒着，所以晚上就睡不好了。"再猜猜睡不好会导致什么？反酸。

我是曾痛苦地领悟到这一点儿的，那时我试图通过睡前 3 小时不吃东西来改善自己的睡眠。但饥饿感会让我的睡眠更糟糕，同时又加重了反酸问题。但当时我不知道是睡眠剥夺加重了反酸——所以我是怎么做的呢？我将自己停止进食的时间提前了。而这导致我更饿了，睡得更少了，反酸也更严重了。所以没过多久，我就放弃了。

所以正确答案到底是什么呢？是不要在快要睡觉的时候吃东西，还是不要饿着肚子去睡觉？

你可能还记得第十一章中说，慢性失眠者的皮质醇水平在晚上会升高，这可能是条件性觉醒或昼夜问题导致的。而在第十九章你会看到，碳水能怎样有助于降低皮质醇水平。所以慢性失眠者或昼夜节律紊乱者确实会有可能与众不同，在临睡前想要吃东西，至少要等到他们能让皮质醇水平回归正常，这种感觉才会消失。

20世纪80年代的一项研究可能也能帮助我们了解这类情况。研究者测试了睡前喝麦芽奶所致的效果，将之与睡前喝普通牛奶以及服用安慰剂胶囊的情况进行对比。研究结果显示，效果如何其实取决于受试者平时的饮食习惯。平时总是在17:00后还吃很多的人在喝了麦芽奶或普通奶之后都会明显睡得更好。平时在17:00后不怎么吃东西的人在吃了没有任何营养成分的安慰剂胶囊后会明显睡得更好。而且，效果无论好坏与他们平时在睡前会吃多少有直接联系。一个人平时在睡前吃得越少，让他们睡前喝麦芽奶或普通奶受到的不良影响就越大。而一个人平时在睡前要是吃得越多，那么他们睡前如果不吃东西时所受的不良影响就越大。该研究的作者总结，在晚间，如果偏离一个人平时的饮食模式，就会损害之后的睡眠。

所以如果你通常不在睡前吃东西，那么即便是本应促进睡眠的零食也可能会扰乱你的睡眠。而如果你习惯了晚上吃零食当宵夜，就不要完全杜绝零食（虽然很多人是这么建议的），更好的做法可能是专注于选择对的零食，至少先这样开始改变吧，详见下文。

方案：享受一下

睡前零食

在我开始解决自己的失眠问题时，我当时完全不知道上面提到的任何科学依据，但是通过不断地试错，我发现"不要在睡前3小时内吃东西"这一个方法并不适合我。

　　我也重新解决了自己所吃食物的质和量。不再想着吃到饱，我开始把心满意足作为吃饭的目标。所以我把大餐换成了更小、更轻量的选择，后者仍然是方便准备的，而且不那么容易引起反酸了。我常常会选的吃法包括一碗无糖燕麦片加上杏仁露、涂黄油或花生酱的全麦面包、一小碗不加西红柿的汤（西红柿会引发反酸），或者纯燕麦片加上少许盐、肉桂、蜂蜜或苹果酱。想要找一款更简单一点儿的睡前零食，或许你也可以考虑酸樱桃（或者酸樱桃汁）或猕猴桃。我怀疑它们会让我反酸，所以我从来没在睡前吃过，但是它们确实都对睡眠很有帮助（关于睡眠营养，详见第十九章）。

　　我并不知道这个策略对我改善睡眠到底有多大帮助，但是我知道，我的睡眠情况确实改善了，而且它一出现好转，让已经困扰我 7 年的反酸问题基本也消失不见了——即使我还是会在临睡前只有 1 小时的时候吃东西。

　　既然现在我的时间表已经调整过了，要错开吃饭和上床的时间也更容易了。但我还是尽量记得在睡前大约 2 小时的时候吃个小零食。至少现在看来，这是最让我舒服的做法。睡前 1 小时吃也可以，但我有时会稍微有点反酸。如果超过 2 小时，那我大概率是会半夜饿醒的。

方案：禁食之策

限制进食时间

　　关于吃饭时间会如何影响昼夜节律，详见第十一章。

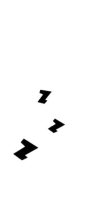

第十九章

睡眠营养学

食与睡之间的关系是双向的，也就是说它们会相互影响。不巧的是，我们对其中一种方向的了解几近于无。

作为少见的睡眠与营养两个领域的专家，玛丽–皮埃尔·圣洪日说，她为了搞清楚这两者之间关系的过程也并不轻松。那是在 2015 年，美国政府膳食指南咨询委员会向她寻求与睡眠相关的指导建议。身为哥伦比亚大学欧文医学中心卓越睡眠中心主任的圣洪日说，当时靠谱的可用信息实在太少，她的团队一条建议也给不出。"我们有大量关于睡眠如何影响进食的信息。"她说，"但问题的另一个方面、另一方向的关系——饮食对睡眠的影响，当时却还没有得到同样程度的研究。"

尤其是对于有睡眠问题的人来说，这个问题困难重重，因为科学已经非常明确，睡眠剥夺会导致我们吃得更加频繁、摄入更多卡路里、更多饱和脂肪，以及更多零食。所以人们常常建议用多睡觉来改善饮食问题，但如果你的问题就是从入睡困难开始的，这条建议就没什么用了。所以我们需要的是从另一个方向给出的指导：怎么样才能通过饮食来改善睡眠呢？

圣洪日教授现在的任务就是回答这个问题。她进行了一系列全面考察，分析现有的研究，还希望能在未来几年继续开展更多广泛调查。同时，科学也能够指明一些可能会引起睡眠问题的营养问题，以及如何解决它们。

注：联邦政府建议我们将食物作为主要的营养来源。辅食可能有潜在的副作用，而且得不到和药物同等级别的监管。出于这些原因，我关注的都是以下方案中提到的食物。话虽如此，如果你和你的医生决定用辅食作为促进你吸收营养的最佳方式，那当然也可以。请坚持选择已获得消费者实验室（ConsumerLab.com）、国际卫生基金会（NSF International）、美国药典（USP）、或者 UL（UL, LLC）这样的第三方认证的品牌，如此就可以确保标签上标出的成分确实就是产品实际的成分。此外，请保证自己使用的剂量和时间是正确的，以便增大改善睡眠的几率。

方案：一举多得

镁元素的妙用

镁元素对于睡眠实在是太重要了，以至于它常被称为"睡眠矿物质"。在它的众多好处之中，研究发现它可以保持神经递质γ-氨基丁酸处于健康水平，而美国国家睡眠基金会称，它能够放慢你的思考速度，帮助你入睡。人们还认为镁元素可以降低皮质醇水平、压力水平和焦虑水平。这样就能解释为什么缺镁元素的人睡醒后总是感觉没有真正得到休息或者感觉睡得"乱七八糟"。前面说过，有些研究甚至表明镁元素可以减少不宁腿综合征以及周期性肢体运动障碍的症状。

丹·哈里斯说，对于晚上焦躁难安的问题，镁元素可是帮了大忙。"那时我已经打算好通过睡眠测试看看自己到底是怎么回事了。我跟心理医生提到这个计划，医生跟我说，'为什么不先补充点儿镁元素试试呢？'之前没有人跟我说过这个办法。所以我开始每天补充镁素，后来我明显觉得睡觉时惴惴不安的感觉至少下降了50%、60%或者70%。"他告诉我说。

尽管镁素很重要，但是据估计可能有三分之一的美国人都缺乏镁元素，大概一半的美国人没有达到膳食营养素推荐供给量的要求（见表4-1）。即便有些人达到了推荐供给量，但他们可能还是属于镁元素不足的状态，因为镁元素会帮助人体吸收钙、磷以及维生素 D。这些营养素你摄入得越多，你需要的镁元素也就越多。

表 4-1　镁元素膳食营养素推荐供给量

单位：mg

年龄	男性	女性	孕妇	哺乳期妇女
0~6个月	30*	30*		
7~12个月	75*	75*		
1~3岁	80	80		
4~8岁	130	130		
9~13岁	240	240		
14~18岁	410	360	400	360
19~30岁	400	310	350	310
31~50岁	420	320	360	320
51岁及以上	420	320		

基于美国国立卫生研究院数据图表制作

* 适宜摄入量

不幸的是，要测试镁元素缺乏度并不简单，因为人体中的镁元素只有不到 1% 的部分存在于血液中。这也就是说，即便一个非常缺镁的人来验血，结果也会显示这个人体内的镁元素处于正常水平。

为了保证你得到足够的镁，可以多囤一点儿富含镁元素食物，比如绿叶蔬菜、豆类、坚果、种子、全谷物食物、高镁强化麦片，以及富含镁元素的水。

其次辅食也是一个选择，但如果剂量较高，则会导致腹泻、肠胃不适，极端情况下还会镁中毒。同时它们也会与其他药物发生反应，所以在把辅食加入饮食列表前，绝对要跟你的医生先咨询一下。

最后，还有另一个方法能提高镁元素摄入量，而且得到了越来越多的市场推广，它就是外用镁油、镁霜，或者镁油喷雾。目前为止，这些东西在临床研究中并没有表现出明显效果，而且我必须得说，我发现这些东西在我身上没用。尽管如此，还是有很多研究都建议后续研究者关注外用镁元素以更大剂量长时间使用后的效果，而且据说很多人还是很信这个，其中就有我的朋友——皮肤病医生特蕾莎·伊沙克。她说："为了入睡，我已经试过一大堆不同的方法了……然后我在网上看到了和镁油喷雾有关的一些东西。我试了，试用的当天晚上我就感受到了助眠的效果。从那以后我就再也没有睡眠问题了。"

值得注意的是，对于失眠的安慰剂效应已被证明是"非常强劲持久的"。所以像伊沙克医生和其他笃信镁元素外用法的人所经历的可能就是这种现象。但与口服的镁元素辅食不同，伊沙克说，外用的镁元素副作用很小，所以这是一个低风险的实验。"可能会痒个 1 分钟，最多 5 分钟，这个可能就是唯一一会影响不愿意使用镁元素外用法的人们对这种方法评价高低的因素了。"她说。

不过，就像其他疗法一样，请先和你的医生商量好再开始使用它。

方案：电子收费

色氨酸 + 碳水 =5- 羟色胺

人们最常提起色氨酸的时候就是感恩节前后，因为火鸡中含有色氨酸，它常常被认为是感恩节"餐后犯困"的罪魁祸首。吃完饭后犯困有多少是因为火鸡的缘故还有待后续讨论，不过色氨酸确实是 5- 羟色胺与褪黑素的前兆，其中 5- 羟色胺能调节人的情绪。2016 年的一份报告也发现，色氨酸确实能增加主观困意、提升睡眠质量，而缺乏色氨酸则会导致快速眼动睡眠，还会导致抑郁、焦虑以及其他心理障碍，这些障碍也会影响睡眠。

说到色氨酸呢，主要的问题并不是我们摄入的还不够。2016 有一项研究发现，大多数美国人摄入的色氨酸实际上比每日推荐摄入量要多。但这其实只是过程的一部分。

进入人体后，色氨酸仍须想方设法到达大脑，被转化为 5- 羟色胺，才能获得大家想要的能够影响睡眠的作用。而色氨酸要到达大脑，就得与很多其他氨基酸竞争。这种情况就仿佛像遇到了交通瓶颈（如图 4-2），而作为数量最少的氨基酸，色氨酸想要到达大脑可谓是困难重重。

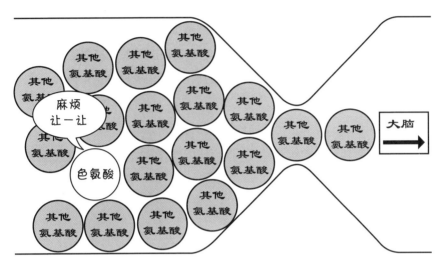

图 4-2　想要到达大脑的色氨酸

好在，碳水化合物就像是色氨酸的快易通汽车收费系统（E–ZPass）。美国国家睡眠基金会写道："碳水化合物会使人体分泌胰岛素，它能从血液中清理掉除色氨酸外的各种氨基酸。也就是说没有其他氨基酸再和色氨酸竞争了，这样它就能够轻松来到大脑，提高 5– 羟色胺含量。"所以，感恩节时你的餐后犯困不仅和你大口吃下的火鸡有关，也和你吃了不少红薯以及火鸡填充料有同等的关系。

这一点儿对慢性失眠者尤其有用，他们可以借 5– 羟色胺的激增来抵消夜间升高的皮质醇水平。不过几乎所有现在流行的饮食都有一个共同点：碳水化合物含量急剧下降。

关于这些饮食方案会如何影响睡眠的研究现在还十分有限，导致现在很难辨别这种结果到底是由碳水化合物减少引起的还是脂肪与蛋白质增加引起的。

如今在开始流行低碳水饮食后，人们普遍会出现睡眠问题，至少刚开始低碳水的时候是这样的。所以如果你出现了睡眠问题，而且也在坚持低碳水饮食，确实值得考虑一下，是不是这种饮食方式的变化带来了睡眠问题。

另外，值得注意的还有，碳水和色氨酸不用非得同时摄入，因为碳水可以与已经储存在体内的色氨酸发生反应。虽然你可能会觉得碳水最好能吃得早点儿，这样就能有时间把它们"统统燃烧掉"，但许多睡眠专家都建议入睡困难的人反其道而行之。吃饭时蛋白质含量要高，然后白天再吃点儿碳水，这样就能充分利用体内储存的色氨酸了。

只是要确保你选择的是全谷物食物中的复合糖类，而不是简单糖类，比如白面包、普通意面，或者任何甜的东西。这些食物会导致血糖激增，有可能会给睡眠带来不好的影响。

────────── 方案：转化有法 ──────────

维生素 B6

尽管碳水能帮助色氨酸到达大脑，但在后者到达目的地之后还需要一步，就是被转化成 5- 羟色胺。这时就需要维生素 B6 发挥作用了。维生素 B6 有很多作用，其中一种就是指它在将色氨酸合成为 5- 羟色胺及之后合成褪黑素时的角色非常重要。阿拉斯加睡眠中心称，缺乏维生素 B6 与较低的 5- 羟色胺水平以及睡眠质量差有联系，也与抑郁、心境障碍的症状有关，这些症状都会导致失眠。

但是，尽管 2003—2004 年的一份调查显示大多数美国人都达到了维生素 B6 的推荐摄入量，但 24% 不吃辅食的人血液中维生素 B6 水平仍然偏低。即便在吃辅食的人当中，也有 11% 的人维生素 B6 在血液中的含量仍然偏低。所以你可能要把目标定得比推荐供给量（RDA）（如表 4-3）更高一些，还要小心不要超出从食物和辅食中摄取维生素 B6 的上限（如表 4-4）。

表4-3 维生素 B6 的推荐供给量（RDA）

单位：mg

年龄	男性	女性	孕妇	哺乳期妇女
0~6个月	0.1*	0.1*		
7~12个月	0.3*	0.3*		
1~3岁	0.5	0.5		
4~8岁	0.6	0.6		
9~13岁	1.0	1.0		
14~18岁	1.3	1.2	1.9	2.0
19~50岁	1.3	1.3	1.9	2.0
51岁及以上	1.7	1.5		

基于美国国立卫生研究院数据图表制作

* 适宜摄入量

表4-4 维生素 B6 的耐受摄入量上限（ULs）

单位：mg

年龄	男性/女性
0~6个月	不满足条件，无数据*
7~12个月	不满足条件，无数据*
1~3岁	30
4~8岁	40
9~13岁	60
14~18岁	80
19岁及以上	100

基于美国国立卫生研究院数据图表制作

* 婴儿获取维生素B6的来源应该只有母乳、配方奶和食物。

要问吃什么能提高维生素 B6 的摄入量，其中含量最高的两种来源就是鱼肉和动物内脏，但美国国立卫生研究院称大多数美国人从膳食中获取维生素 B6 的方式是强化麦片、牛肉、禽肉、淀粉类、蔬菜，以及柑橘类以外的水果。

一个额外好处是，2018 年的一项研究发现，维生素 B6 还可以让我们醒来后记得自己的梦。

方案：寻找外援

维生素 D

尽管顶着这样一个名字，但维生素 D 其实更算是激素而非维生素，因为我们不需要从外界摄取就能获得它。你需要做的只是多晒晒太阳，肾脏就会分泌它。但是据统计，全世界有将近 50% 的人得不到足够的维生素 D（如表4-5）。缺乏维生素 D 不仅会导致骨质健康和其他一系列问题，也会影响睡眠。

表 4-5　维生素 D 的推荐供给量（RDAs）

单位：μg

年龄	男性／女性
0~12月 *适宜摄入量	10 （400国际单位）
1~13岁	15 （600国际单位）
14~70岁	15 （600国际单位）
70岁以上	20 （800国际单位）

基于美国国立卫生研究院数据图表制作

2018 年，有一项荟萃分析发现维生素 D 水平低与睡眠障碍风险增高之间有显著联系，并包括睡眠质量差、睡眠时间短，以及犯困。我在想这是不是缺乏光照的迹象，因为我们知道缺乏光照是不利于睡眠的。而分析证明了维生素 D 对于睡眠障碍也有积极作用，即便在没有阳光的时候也是如此。一些研究也建立了缺乏维生素 D 与阻塞性睡眠呼吸暂停之间的关系——维生素 D 水平越低，这种睡眠呼吸暂停就越严重。

➢ 太阳光中的维生素 D

想要知道我们需要晒多久太阳才能达到补充维生素 D 的目标并非易事，因为像地理位置、时间、云层遮挡、肤色、皮肤裸露程度、防晒霜等一系列因素都会影响你对维生素 D 的摄取。

但是美国国立卫生研究院称，目前还不知道有没有方法能够在不增加皮肤癌风险的前提下从太阳光中获得维生素 D。所以你最好还是坚持用防晒霜，然后通过其他渠道补充维生素 D 吧。

➢ 食物中的维生素 D

理想状态下，我们能从食物中得到人体所需的所有维生素 D。但问题就是，天然含维生素 D 的食物实在太稀少了——基本就只有鱼肉、蛋黄、蘑菇。而即便你把营养强化食品也算进来，其中也只有个别食物能提供达到每日营养需求量[①]10%～19% 的卡路里，而必须要达到这一条件才能被称为维生素 D 的"优质来源"。

目前，大多数美国人喜欢通过辅食来获得足够的维生素 D。而话虽如此，哈佛医学院还是提出了警告，认为人们应该尽可能多地从食物中获取维生素 D，而不要吃太多辅食。

方案：借助脂肪

对的脂肪，对的时间

碳水现在是减肥界的头号公敌，反而脂肪则完全不再受冷落了。目前，许多减肥饮食都会鼓励摄入大量脂肪。但这有可能会给睡眠带来麻烦，尤其是对那些因为半夜醒来而备受折磨的人来说。

---

① 译注：每日营养需求量是指一个人日常每天总共摄入 2000 卡路里的前提下，对某种营养成分的需求量。

在 2016 年的一项研究中，圣洪日博士与其他研究人员发现，摄入更多脂肪与深度睡眠减少之间是有联系的，饱和脂肪尤其如此。不幸的是，圣洪日说，目前还不知道为什么会存在这种联系——这是睡眠营养领域众多仍需进一步研究的领域之一。

而我们确实了解的是，美国人摄入的饱和脂肪普遍太多了。仅有 29% 的美国人是像膳食指南中建议的一样，从饱和脂肪中获得所需热量的 10% 及以下。美国心脏协会称，美国人确实应该朝着 6% 以下努力。特别是如果用对了办法，做到这一点儿可能比你想的还要容易。

操作指南：减少摄入饱和脂肪

对我来说，减少饱和脂肪摄入量最简单的办法，就是将在室温下会处于固态的饱和脂肪换成在室温下会处于液态的不饱和脂肪。饱和脂肪通常来自肉类和乳制品，而不饱和脂肪一般来自蔬菜、坚果、种子、鱼肉。考虑一下橄榄油，而非黄油。

《美国居民膳食指南》建议：

- 选用瘦肉，能烤就不要炸

- 将墨西哥玉米卷饼、炒菜、其他荤菜中的一些肉换成鱼肉、豆类或其他蔬菜

- 零食只在特殊场合下吃，有条件就选择吃新鲜水果

- 用小一点的盘子和碗，这样吃的分量更少

最后是一条受罗科·迪斯皮里柯大厨启发而来的建议：如果你喜欢油炸食品，不妨试试换成油煎。要油煎之前先将食材焖好或者用微波炉加热好，然后以 400 度的温度油煎至表皮焦黄。这个过程可能只有 10 秒这么短。食物吸收了一少部分油，但仍然有油炸时的酥脆口感。但如果你有空气炸锅，那也是个不错的选择。

时间把控

尽管有上面这些方法，但有时候一些食物只有黄油做出来的才好吃。如果你还是想大吃特吃饱和脂肪，那不妨考虑一下吃的时间。2016 年的一项调查花了 5 年多时间研究 1500 名成年人的营养数据，然后发现摄入脂肪与睡眠之间的关系取决于白天吃饭的时间是早还是晚。高脂肪的晚餐与持续不断的睡眠时长偏短有关系，而高脂肪的早餐其实会有助于防止白天犯困。

该调查并没有区分不同种类的脂肪，但从中似乎仍然能得出一个结论，如果想要大吃特吃含饱和脂肪的食物中，最好是在白天早点吃，而不要在晚上吃。

方案：轻度睡眠

膳食纤维

膳食纤维最出名的一点大概是它能够让人顺畅通便，让人保持清爽的感觉吧，但它也有许多别的好处——包括使人能够持久睡眠。在上文提到过的一项 2016 年的研究中，圣洪日博士和她的团队发现，膳食纤维摄入量少与更浅、休养效果更差的睡眠之间是有关联的，这一点和脂肪摄入量多是一样的。

不过，膳食纤维摄入量低对我们大多数人来说都是常态。美国农业部称，平均每人摄入 1000 卡路里的热量，就应该摄入平均 14 克的膳食纤维。而美国人平均只能达到该标准的一半。

造成这种现象的原因其中就包括超级加工食品、精制 / 简单碳水食物、低碳水且无谷蛋白饮食的流行。而且，虽然全谷物食物天然就富含膳食纤维，但很多号称"全谷物"的产品仍然没有达到美国食品药品监督管理局对于优质膳食纤维来源的标准。也就是说即便是想要健康饮食的人，摄入的膳食纤维含量也很可能比我们想象的少得多。所以不想这样的话，在买包装好的食物时就要检查一下标签。如果该产品每份含有至少 2.5 克的膳食纤维，那它就可以算是优质膳食纤维来源。如果该指标达到了每份 5 克及以上，那这一产品就算是极佳的膳食纤维来源了。

其他高纤维食物包括豆类植物、豆类、蔬菜、水果、坚果、种子。

最后，很重要的一点儿是，提高膳食纤维摄入量应该是一个循序渐进的过程。但太快的增加摄入量会导致胃气、浮肿以及痉挛。梅奥医学中心建议用几周时间来实现纤维摄入目标，并且要保持水分充足，因为膳食纤维在吸水后效果最好。

—————————— 方案：起夜有用 ——————————

再见了，钠

如果你出现睡眠问题是因为半夜要跑厕所，那你可能要观察一下自己的钠元素摄入情况了。《美国居民膳食指南》建议将每日钠元素摄入量控制在 2300 毫克，基本等于一茶匙的盐。但据统计，美国人平均每人每天摄入量超过 3400 毫克。随之而来的结果就是高血压、心脏病、中风等疾病的风险增高，不仅如此，而且睡眠中断的风险也会增高。

2017 年的一项研究表明，过量摄入盐分是一个单独会引起夜间排尿问题（即夜尿症）的风险因素，而且这一点儿不仅受夜间盐分摄入量的影响，也会受日间饮食习惯的影响。这一点儿对于常受夜间尿频困扰的老年人来说尤其重要。

但是《美国国民膳食指南》称，人们摄入的盐分中，超过 70% 的部分都来自加工食品和饭店的饭菜——而非来自我们主动撒的盐。而且这一点不需要多少就会让摄入量超出推荐范围。美国疾病控制与预防中心说，早餐吃一碗兑脱脂奶的燕麦片、一小碗粥，午餐吃一个火鸡三明治、晚餐一片稍微涂了点儿沙拉酱的比萨，就能让你大大超出推荐摄入量了。不过，做一些简单的调整就能变成长期适用的量。

如果你觉得减少钠元素的摄入量很难，放心，你的口味会变的，只要慢慢朝着你的目标前进就好了。你不仅会没那么想放盐，甚至会开始喜欢淡口味的饮食。

操作指南：减少钠元素摄入量

以下是美国疾病控制与预防中心、梅奥医学中心、美国食品药品监督管理局给出的一些建议：

• 食用速冻食品或罐头食品时，请选择低钠的种类，不要选带酱的食品。

• 冲洗罐头食品，以除去部分钠元素。

• 浏览营养成分表。找到你最喜欢食物的低钠种类，尽量避免每份含钠量超过200毫克的食物（关于解读营养成分表信息的内容，详见下文）。

• 避开食用盐水或含盐方法加工的肉类与禽类。

• 如果要用调味酱或调料包，请选择低钠的类型，也可以少倒一点，不要用完整包。

• 不要照着菜谱加盐，或者尝过咸淡后再加盐。

• 如果在外就餐，要求餐厅不要直接把盐加到饭菜里，向餐厅要独立调味酱或调料，也可以要求餐厅提供低钠调料。

• 不要过度使用盐的替代物，否则你还是会摄入过多钠元素，而且还会有摄入过多钾元素的风险。

搞清楚和钠有关的标识说法到底是什么意思也是很值得的。此处列出，以供选择：

• "无钠" = 每份钠含量不足5毫克

• "超低钠" = 每份钠含量不超过35毫克

• "低钠" = 每份钠含量不超过140毫克

• "轻钠" = 钠含量比同类普通型产品低至少50毫克（但可能还是非常高）

• "减钠" = 钠含量比同类普通型产品低至少25毫克（但可能还是非常高）

• "不加盐"或"无盐" = 不添加盐，但可能还是有钠含量高的原料。它和"无钠"可不一样。

地中海饮食

地中海饮食目前还没有单独得到科学证明的"助眠饮食"，但是有越来越多的文献都认可地中海饮食对睡眠的正面作用。在2019年的一次述评中，圣洪日描述了几个流行病学研究，后者发现遵循地中海饮食的程度高低与睡眠质量差的概率都有关联。

尽管她说还需要进一步临床试验才能确认这种饮食是否就是带来优质睡眠的原因，但也有几种说法解释了这种饮食成功的原因，其中说到，地中海饮食：

- 膳食纤维含量高
- 镁元素含量高
- 色氨酸含量高
- 复合糖类含量高
- 饱和脂肪含量低
- 对肠道微生物组有益
- 有助于超重者减肥，而这一点对睡眠有积极影响

操作指南：地中海饮食

地中海饮食并没有唯一定义，不过它一般都由很多蔬菜水果、全谷物食物、坚果、种子、橄榄油，还有适量的鱼肉、禽肉，以及极少量的红肉组成。

为了顺利完成过度，哈佛健康博客建议每周进行一项下面所列出的改变方案，可以从你觉得最简单的那一条开始：

- 橄榄油：在热菜、沙拉，甚至是面包上，逐步将其他脂肪换成特级初榨橄榄油。

- 坚果与橄榄：将加工零食换成少量未经加工的坚果或橄榄。

- 全谷物食物：在挑选面包、意面、大米等碳水时，坚持选择全谷物类产品，并且尝试用小麦、大麦、二粒小麦、蒸粗麦粉食物等其他全谷物食物。

- 沙拉：每次餐前或餐后吃一份有绿色蔬菜的沙拉。

- 豆科植物：每周至少吃三次小扁豆、鹰嘴豆、豆子、豌豆等豆科植物。

- 少许肉类：吃禽类瘦肉，每次 3~4 盎司，偶尔吃点红肉瘦肉。并确保吃肉时还配着大量蔬菜一起吃。

- 鱼肉：每周争取吃 2~3 次鱼肉罐头或新鲜鱼肉。

- 红酒：将酒精饮料换成红酒，但男性每天饮用量不要超过 2 杯 5 盎司的酒杯，女性则不要超过一杯。

- 饮料：用白开水代替果汁或苏打水。

- 水果：争取一天吃三次新鲜水果。

- 甜点：多油甜腻的甜点留到特殊场合再吃，平时坚持吃更健康的水煮水果或新鲜水果。

方案：液体帮手

助眠饮料

在助眠问题上，饮料得到的关注经常比食物更多。有的人对热牛奶推崇备至，其他人则喜欢草药茶。但圣洪日说，唯一有确凿科学证据支持的那种助眠饮料可能你从来没听说过，如：酸樱桃汁。她补充道，像缬草根茶或甘菊茶这样的茶"可能有一定的养神作用"。

记住，要把这些食物和饮料当作能对睡眠有所帮助、而不是能让人秒睡的东西。克里斯·温特博士在《入眠对策》（The Sleep Solution）一书中写道，"如果你开始觉得，没有那杯甘菊茶或那碗酸樱桃干，自己就睡不着，那就说明应该停下来了……这应该是一个选项，而非必需品。"

方案：激将之法

饮食日志软件

如果你读过前面的章节，现在你就能明白我是不会轻易对自己的饮食下手的。但我的失眠越严重，我的饮食习惯就会变得越严重。当时我完全不知道现在我用的这些科学方法，不过即便是在那个时候，我也知道自己必须得做点什么了。

一般来说，我是不会精准记录我的每一次热量摄入的。但我确实曾经短暂地在"我的健身伙伴"（MyFitnessPal）软件上写过饮食日志，而且我发现这个方法出奇的有用。这个软件能自动计算大多数食物的营养信息，从而让我更清楚地了解自己每天摄入了什么，以及我的问题集中在哪个部分。它也让我对自己的饮食习惯有了更多的思考，也让我清楚看到了我不知不觉间吃了多少零食——我主要是以此让自己不再烦恼睡眠问题。

这并不是说我再无沉溺于不健康食物的可能。但因为这个软件，我会三思而后行，因为我知道自己不能抓起一把薯条填进嘴里，然后过几分钟后就忘掉这回事。我会不得不把这些记录下来，并且直观地看到这些不健康食物对我那一天的营养摄入量造成了什么影响——同时这就激怒了我好强的一面。从此我非但不会这么做，我还会反思自己大吃特吃的行为，并且扪心自问，"我真的想要这样吗？这么做值吗？"

如果让我今天再这么做一次，我会更加关注上文各个方案中提到的营养成分。我也会把这个软件和睡眠日志结合起来，看看自己的饮食习惯和睡眠质量之间是否有什么关联模式——但也只有当我不会沉迷于这个形式的时候，我才会这么做。这并不是没有瑕疵的科学，因为我们大多数人都会有几个影响自己睡眠的因素，而软件本身也并非无比精确。但是它可能会有助于激发你连点成线的灵感。比如，在你摄入更多钠元素之后、起夜次数是否增多了、或者在以碳水为主的晚餐后，入睡是否更轻松了。

话虽如此，如果追踪记录饮食让你对睡眠的思虑和担忧更多了，那就不要继续了。睡眠焦虑增长带来的不良后果远比调节食物摄入量所带来的好处要严重多了。

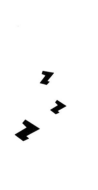

第二十章

放松技巧

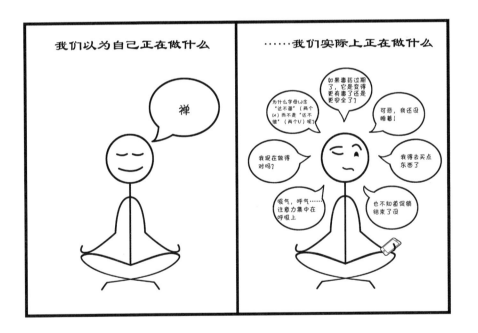

各式各样的放松技巧训练总是被当作助眠神器。有油管（Youtube）视频证明，所谓的军用方法能让你在短短 10 秒钟内入睡。美国食品杂货生产商协会①（GMA）幕后的一位嘉宾曾经跟我说过，"用左鼻孔吸气，右鼻孔呼气——我保证，这样你就能昏睡过去。"

剧透一下：这些办法在我身上都没用。如果你读过第三章，就会知道想要通过冥想入睡最后会是什么结果。它只会让我失望、脆弱。有几个睡眠专家告诉我，这并不是我一个人的特例。

但我也有一些好消息要告诉其他有同样感受的人。其实问题并不在于我们变得脆弱或者这些方法没有用。而是在于：任何让自己在几秒钟、几分钟之内就睡着的想法，用迈克尔·格兰德博士的话说，都是"扯淡"。

首先，健康的成年人一般都需要 10 ~ 20 分钟才能入睡。如果你不用这么长时间就能睡着，这可不是好事——说明你现在处于睡眠剥夺状态，而且可能有睡眠障碍。

其次，即便抛开它们所谓的荒唐的入睡时间不谈，这些虚假承诺也还是会加重一个误区：任何东西都能让我们入睡。光这一条就会让我们失败了。因为尽管放松时，与觉醒时相反，我们更容易睡着，但我们并不是因为惬意感睡着的，而是因为睡眠驱动力才如此。

此外，放松技巧并不是总能让人放松。当我们用这种方法努力入睡的时候，往往会适得其反。我们并不会为了呼吸训练、冥想或其他方法带来的感受而高兴，反而是为了自己能够睡着而竭尽全力地做这些事。我们所做的这些努力都会使大脑更加活跃，所以要睡着就变得更困难了。

"我努力冥想的时候，就是一直在想我这个冥想做得好不好。"我的同事特雷弗·奥特跟我说，"我没法不这么想：'好的，我现在在冥想了……我在冥想……好，我觉得这就是冥想了，这个有作用吗？'"

威特·约翰逊说，他以前试过一种特殊的灯，这种灯会把光照到天花板上，天花板上的光圈还会时而扩大时而缩小，这个变化节奏就是能够助人入睡的理想呼吸节奏。"我感觉这么做纯粹是一种折磨！"他跟我说道。"照这种方

---

① 译注：2020 年，该组织改名为"消费者品牌协会"（Consumer Brands Association）

式呼吸，我都喘不过气来。"因为没法跟着这一节奏呼吸，威特变得非常焦虑，甚至感觉自己快要窒息了。"我都快要惊恐发作了！"他说。

专攻正念法与失眠问题的杰森·盖博士说，我们实在是太想要睡着了，所以产生了压力。"所以这就导致你为了入睡而做的任何事情都可能会事与愿违。"他告诉我说。"不管你用的方法是冥想还是深呼吸其实都不太重要——反正你越是努力去做，你反而越有可能睡不着。"

第三章已经解释过，这就好比在我们努力入睡的时候，我们还不停地问自己，"你睡着了吗？"答案显然是"没有，因为你不肯闭嘴！"实际上我们需要的是冷静下来，不要给自己这么大压力，这样当我们的身体准备好了，我们就可以安然入梦了。放松技巧训练对这个过程是有用的——如果我们的心态和理解正确的话。

尽管如此，单凭这些放松技巧不太可能有效改善长时间形成的失眠问题。所以不要因为这些技巧对自己没有用而沮丧，不妨翻到第三章，看看自己是否有条件性觉醒的问题。如果确实有，钠先用第二部分的方法解决这个问题，然后再用本章内容进一步巩固效果。

此外也应注意，放松技巧训练对每个人的影响都不一样。如果有些技巧可以让你感觉精力更加充沛，那这可能是在提示你，这种方法不适合在晚上进行，更适合白天多做，并且做了还是对睡眠有帮助。而如果有一个技巧让你感到焦虑或者产生任何不稳定的感觉，那就完全不要再用这个办法了，找一个心理专家聊聊你的感受。

方案：基础工程

先把建设性担忧法用起来

如果你还没读过第三章，请不要错过那一章的内容——或者最少最少要把建设性担忧的部分读完。这个办法之所以在前面就单独列了出来，并不是仅仅作为另一种放松技巧放在本章一带而过，它背后是有原因的。我问过的每一位行为睡眠专家基本上都同意，建设性担忧法（有时被称作日程化担忧法或担忧时刻法）在能降低觉醒水平、避免它影响睡眠的方法中自成一派。

建设性担忧也能改变我的心态，这样我再用其他放松技巧时也能有成效，这就是为什么我非常推荐先从这种方法入手，这样你也就为本章中的所有其他方法打下了基础。

方案：改变意图

为做而做

要避免进行放松或者心理练习时适得其反，我们要做的第一件事就是不再将之视为助眠的工具，而是把它当作一件本身就值得享受的事情。丹尼尔·埃里克森博士说过，"如果你要使用任何一种放松技巧，并且将之视为单纯追求舒服、放松、享受的方式，而且认为'我做的这件事本身就很有价值，它不是为了达到什么目的而使用的手段'，那这时这个方法就是有用的，因为它转移了本应该在睡眠上的注意力。"

埃里克森说，这一点即便是对看电视这种被动活动来说也适用。他说，如果你是为了逃避焦虑思绪才去看电视，"这就是问题所在，因为你图的就是逃离这些念头，你把它们都关在心里，然后等你一关掉电视，这些念头就全都回来了……但是当你的意图只是'嗨，我喜欢这个节目，所以我现在想看它'——那就完全没有问题了。"

能够真心享受这些技巧的过程，而不是关注它能不能让人睡着，我们就把脑袋里那个一刻不停地问我们睡着了没有的声音赶走了，这个声音反而开始想"嗯……我喜欢这个过程带给我的感觉。"

方案：转变观念

培养被动态度

我在第三章中解释过，我最初尝试冥想的那几次努力并不成功，很大程度上是因为我没法一直不让自己分心。我因此非常沮丧。

当时我并不知道，我天马行空的思绪并不是问题所在。问题其实是我对于走神问题的态度。第一次听我的同事丹·哈里斯制作的正念冥想音频时，我才终于明白了这一点。这个冥想音频的名字很有他的风格，叫做"你没有被冥想困住的证据"。我点击播放键，就听到丹在说话，让我将注意力集中在呼吸上，但音频中那随意的语调和他在我们马上开始直播的一秒钟之前跟我说不要让他尴尬时、以及他表扬我的辛勤工作时所用的语调都是一样的。一开始，听着平时嘻嘻哈哈的朋友领着听众进行冥想还挺好笑的，但随后，我忽然开窍了，因为他说："过了一段时间……你会感觉快要疯掉。只要你发现自己走神了，你就胜利了！"我一直把这种时刻当作冥想的失败，而丹说，这其实是"成功的瞬间"。

"也就是说，冥想的关键就是不断地、不停地发现自己走神的瞬间。"他跟我说道。他将这个称为"大脑的二头肌弯举"，这样做长期来看会有助于管理注意力，用丹的话说，是能让你不会被自己的情绪和神经强迫症拉扯折磨，或者心思被其占据。

对我来说，光是明白走神不仅很正常而且也是应该的，这一点就已经带来很大改变了。我终于能够不再因为走神而垂头丧气了，终于能够接受这一点了。这就是睡眠专家口中的被动态度，睡眠专家大多认为这是能成功让人放松下来的最重要的秘诀。

方案：装上辅轮

练习

第一次弹钢琴的时候，你不会选择蒙着眼睛在音乐会上弹，但是我们许多人在第一次尝试放松技巧的时候，处在焦虑至极的状态，绝望地想要让自己入睡——所以我们从一开始其实就在不利的处境中，而且失败的代价很高。

相反，睡眠专家一般建议平时没有特别大压力的时候练习一下放松技巧。这样的话，比起更焦虑时再实践，你可以在那时之前就锻炼出这种技能。如果放松时你练习得够多，你的大脑也会开始将这一过程与放松练习结合起来，然后这种过程就会成为放松的信号。最终，只要这一过程一开始，比如一点开冥想软件，就会让大脑觉得"噢，我知道这是什么意思——放松的时候到了。"这种经典条件反射能够让你正在使用的方法，在你需要它派上用场的时候变得更加有效。

方案：灵活安排

实验一下

渐进式肌肉放松法、自生训练①、正念冥想、表象训练都能将原本在睡眠上的大部分注意力转移走。关于这些方法的优质信息与指导方法都很容易能找到，我就不再赘述了。不过，正如《行为睡眠医学》一刊推出的教科书《睡眠

---

① 译注：自生训练是指练习者按照自己的意愿，使自身产生某种生理变化的一种方法，它是在催眠术的启发之下，由德国神经病理学家沃格特（Oskar Vogt）于1890年所提出，自生训练包括六个部分，最常用的是使手或手指发暖的训练。

（文末可加引用：[1] 阎克乐，郭梅英. 自生训练治愈一例偏头痛 [J]. 心理科学，2000（04）：493-494. DOI:10.16719/j.cnki.1671-6981.2000.04.028.）

障碍治疗方案》中所写："能用的药物和各式各样的放松方法可能数不胜数"，所以，实验一下看看哪个最适合你吧。

　　迈克尔·格兰德博士跟我说，他心中顶呱呱的方法是："如果身体感觉过不去，那就脑子多转几圈。"如果你因为身上疼痛或者不舒服而处于觉醒状态，格兰德建议试试意象引导或者正念冥想等心理训练。如果您感觉思绪混乱，那就试着做一些更多需要身体参与的练习，比如渐进式肌肉放松、拉伸，或者呼吸练习。

　　呼吸练习教练伊莉莎·凯恩建议使用以下的技巧：

操作指南：呼吸练习冥想法

　　1. 抽出 15～20 分钟，躺下来，不要受外界干扰。首先，你挑的这个时间得是你感觉非常放松的时候。

　　2. 面朝天躺下，将一只手放于小腹，另一只放于胸口。

　　3. 用嘴吸气，不要吸满，感受气体进入腹腔，然后将剩下部分吸满，吸入胸腔上部，之后呼气。在进行两段式吸气时，你应该能够感受到两只手分别随呼吸升高。呼吸不需要太深，感觉舒适即可。再提醒一下，呼吸要从嘴进出，不能用鼻子呼吸。

　　4. 找到自己舒服的节奏，重复第 3 步，持续 15～20 分钟。

　　5. 你也可以听着音乐进行这个练习。这样可以让你自然找到节奏，也会让你更享受这个过程。伊莉莎建议，节奏欢快的音乐为宜，不过开头要舒缓放松一些，然后结尾时要慢下来、变得舒缓。

　　6. 如果你感觉自己有时候走神了，也完全没关系。只要找回节奏继续练习就可以了。

　　7. 出现刺痛感或者感觉身体轻颤是正常的，但是如果你发现这个练习会让自己在任何方面更加焦虑，请停止本练习。

你会发现我强调了两次这个方法需要用嘴呼吸。这一点之所以重要，不仅是为了呼吸本身的效果，也是因为用鼻子呼吸是自发的。伊莉莎说，因为用嘴呼吸并不是自然之举，进行这一练习时大脑就会关注这件事，这样就有助于将注意力从心里的焦虑以及飞速更迭的想法上移开。对我来说，这个方法更像是有辅助的冥想，这样冥想时，我不需要多么费劲就能专心注意呼吸，因为这个练习本身就带来了这种专注性。

"这是一种主动式冥想……这样就满足了大脑中总想要找点事干的那部分特性。"伊莉莎跟我说。她说，如此一来，也就迎合了人们的需要，并且引导他们得到放松，这种方式简单易行，人们也不必有太大的思想负担。

但伊莉莎也警告称，还有其他形式更"激进"的呼吸练习也需要用嘴呼吸，比如全息呼吸法，伊莉莎认为，这种练习可能太剧烈了。"这个方法在有些人身上效果很好，而对于其他一些人则可能非常痛苦。"她解释道。

所以伊莉莎建议，坚持进行这种更柔和的练习。如果想了解涉及这种练习的指导方法，可以到她的网站（ElizaRoseKane.com）上找。她也推荐大卫·艾略特的冥想节目，在斑点音乐（Spotify）上可以找到，而且是免费的。

最后，还有一个重点是，要知道你的放松实验可能会超出传统方法的范围。丹尼尔·埃里克森博士建议，做你所享受的事情就行，到底做什么并不重要。"有的人喜欢听有声书、弹钢琴、做一些本身就值得享受的事情。"他说，但最重要的是："要让睡觉前的时间变成值得期待的一段时光。"

第二十一章

反思睡前惯例

如果你读过任何睡眠方面的书，你或许就听说过睡前惯例的重要性，而且理由也很充分：良好的睡前惯例好处很多——但是我们这些有睡眠问题的人却总是享受不到这些好事。

这是因为睡前惯例的一大好处就是条件性反射。你可能还记得第三章里说过，条件性反射就是指大脑识别熟悉的模式并对将要进行的事情形成预期。所以如果你有一套惯例操作，比如看电视、喝茶、刷牙、读书，而且做完这些事之后往往都会去睡觉，那么你的大脑就会意识到这些事情都是要准备睡觉的信号。这也就是为什么我们总会给孩子设计一套睡前惯例，比如洗澡时间、讲故事时间。这些仪式就是为了让小孩在晚上能够安静下来，到那时如果你连续不断地进行这些常规，也会向小孩子的大脑发送一个信号，说明洗澡时间就意味着该准备去睡觉了，而讲故事时间则意味着睡觉时间更近了。而在此过程中，大脑就会一点点安分下来。迈克尔·格兰德博士说，"大脑是一个识别模式的机器。给它一个模式，一个准备入睡的惯例，它就会意识到这一点儿"，并且即便其他时间还没有稳定惯例，它也会让你做好入睡的准备。

问题在于，只有当你的睡前惯例一直以睡眠为结尾的时候，这个方法才会发挥作用。第三章中说过，如果你做完睡前惯例事务之后，总是陷入重重压力之中，总是躺在床上睡不着觉，那睡前惯例反而会变成压力大和睡不着的信号。而你的大脑在睡前惯例期间就会更活跃，而不是更安静放松。

即便是睡前惯例作用中见效更快的一种，也就是让人松弛下来的效果，也只有在我们觉得这些惯例本身令人放松的情况下才会起效——但失眠者往往不会这么想。我们总是会把自己认为入睡应该做的事情设置为自己的睡前惯例，而不会选择我们想做或想以此作为全天结尾的事情。而且，通常在做能令自己放松的事情时，我们的意图也常常有变化。坐在温暖的浴缸里时，我们不再想着安于享受皮肤在水中的触感，而是期望着泡澡能够让我们今晚顺利入睡，担心着万一没能睡着会怎么样。这对于睡眠毫无帮助，如果这件事带来了什么改变的话，那就是让事情变得更糟了。如果我们断然舍弃了像看电视这样确实能让自己放松的活动，也会带来同样的后果。

所以，与其通过改变睡前做什么事来解决睡眠问题，不如先问问自己，睡前惯例的变化是否就是出现睡眠问题的原因。如果你发现，自己是在开始在晚上玩《侠盗猎车手》、查看邮件、晚饭多喝一杯红酒之后才出现睡眠问题的，那就把这些事情调整一下，看看能否解决问题。如果你的睡前惯例是在时间上有变化，而原因比如说是因为工作安排的调整，那么你的睡眠问题可能与昼夜节律有关。请查阅本书第三部分了解详细信息。

如果上述方法没有用，你也不觉得自己有第一章中讲的任何一种病症，那么真正的问题就有可能是你的床和上床时间都已经变成了让你清醒起来的信号，而非睡觉的信号，也就是条件性觉醒。不论你喝多少助眠茶、洗多少泡泡浴，都没法解决这个问题的。不如试试本书第二部分中那些有证据支撑的方法。然后使用以下方案以巩固那些方法的效果，同时也要有一套你会真心期盼且适合你的睡前惯例。

方案：闪回

睡眠时间回溯

当你想要让睡前惯例回归正轨时，不妨从一个简单的问题开始："在睡眠问题出现之前，你是怎么做的？"

睡眠心理学家、西北大学芬伯格医学院助理教授詹妮弗·蒙特博士说，她的病人来就诊时往往会说："我不看电子屏幕了，然后把防蓝光眼镜戴上，之后我读读书，做点儿乱七八糟的事情，但我还是睡不着。"但是如果问这些人，以前睡得好的时候他们会在睡前做什么，这些人常常会回答："我就是看看电视就上床了。我没怎么想过这回事。"她说，如果你以前看电视之后也能睡好，那么电视和蓝光就不是问题所在。"人们反而是把并不需要改变的事情改掉了。"

所有这些改变都会让我们进一步钻到睡眠的牛角尖里，因为我们把太多功夫都花在让自己入睡的问题上了。坏消息是，就像第三章中说的，这么下功夫会让我们的入睡压力变得更大，因而使得觉醒水平升高，让我们对自己的表现有焦虑，最终导致我们睡不着。

所以如果可能的话，还是去做那些在你觉得睡眠变成麻烦之前你会做的事情……甚至是在你意识到你有睡前惯例之前你会做的那些事。

方案：私人定制

事无定法

如果你从来没喜欢过自己的睡前惯例，你会很想要花上好几个小时、好几天，乃至好几个星期去搜寻最"完美"的睡前惯例。不如我来替你省去这一步的时间吧：根本没有"完美"的睡前惯例。蒙特博士解释道："能让一个人平静下来的方法也可能会刺激到另一个人，所以这真的是因人而异的。"

例如晚上运动可能会让一些人难以入睡，但却能促进另一些人入睡。我的丈夫喜欢空着肚子睡觉，我则会在稍微吃点零食之后睡得更好。

即便睡前惯例很普遍，但杰德·吴博士说，一个人的睡前惯例做到完美并不是一件好事——这是失眠的前兆。"人们来找我时，第一次就诊时，他们会告诉我，自己的睡眠卫生无可挑剔或者非常完美，于是我就知道，情况不简单了。"她说。那是因为拥有"完美"的睡前惯例就意味着你对于睡眠的思想包袱太重了，而且为了能睡着觉花的功夫太多了：这两者都是不能缓解、反会加重失眠的事。

吴博士说，不要绞尽脑汁找完美方案了，就随意地问问你自己："你觉得在睡前一小时或半小时左右做什么比较好？"然后就随心而为吧。在此基础上，她说，"除非是有什么东西直接导致了睡眠问题"，不然我们就应该停下来不要再纠结睡前惯例了。

―――――――――――――――― 方案：灵活采用 ――――――――――――――――

惯例，不是定例

仅仅是因为你喜欢在晚上读书，并不意味着你每天晚上都只能读书。这对于其他任何睡前惯例来说都是一样的。你甚至可以把整个睡前惯例全都省略——因为让我们睡着的从来都不是睡前惯例。我喜欢把睡前惯例比作睡眠界的优质美食宣传片。看到屏幕里的食物滋滋作响可能会让我们口水直流、胃口大增，但我并不需要为了吃饭而先去看一条美食宣传片。

我们的睡前惯例也不是非得一成不变或天天完成才能发挥出条件反射的作用。所以与其费劲模仿睡得好的人在晚上会做的那些事，不如模仿他们对于这些仪式的态度。我丈夫就从来不会因为睡前惯例而错过什么好玩的事——现在我也做到了。

方案：留个提醒

"最后提醒"闹钟

睡眠专家好像都认为，睡前留出一段时间让自己慢下来对我们每个人都有好处，但如果在这段时间之后，你又不无抓狂地赶着去完成待办清单上的事情，那这个放松时间的效果就打了折扣了。

从前我总是有这方面的问题。晚上，我会和丈夫一块儿轻松地看看电视，有时还会泡个澡。但睡觉时间到了之后，这时我才会想起自己还得发一封邮件、下单再买个什么东西，还要做点儿别的时间很紧的事情。然后我要么会熬到很晚，把这些事情都做完，要么就会担心着这些事上床睡觉——然后就很久很久都睡不着。无论哪一种情况都不是我想要的。

为了解决这个问题，迈克尔·格兰德博士建议我定一个闹钟，而我把这种闹钟叫作"最后提醒"闹钟。就像酒吧会告诉顾客什么时候是能点饮品的最后时间一样，"最后提醒"闹钟是一个轻柔的通知，告诉你要尽量把今天想做的事情做完，要么就彻底把它们推迟到第二天。

任务都做完或者都被挪到第二天的待办清单里之后，在你享受这个晚上并最终上床睡觉时，你就会感到自己的状态比原来轻松得多得多。

如果你确实想起有什么急事是必须要做完的，也没关系，那就去做吧。不需要因为这个就崩溃。就像本章中讲的其他事情一样，这只是一个锦上添花的办法，让这一天愉快地结束——而并非死硬的助眠规矩。而且就像这本书里的其他东西一样，如果你觉得这条方法会有用，不妨以最适合自己的方式使用它。

以我为例，下班回家后，我会立刻开始尽可能多地完成待办清单上的任务，而我的儿子这会儿会睡午觉。等他醒了，我们通常就会抓紧时间去逛逛公园，然后我很快的做一顿晚餐。吃完饭之后，就是我家的亲子时光——包括我们的宠物兔——弗兰克。然后儿子就去睡觉了，我和丈夫就一起腻着看一会儿电视，通常就是看一个半小时的节目，很快就结束。节目播完的时候就是我给自己的"最后提醒"，我会去做一些耗时短又比较急的事情，然后回到卧室的桌前，准备第二天的工作。等我丈夫进来睡觉时，我就关掉电脑，给他一个晚安吻，拿出第二天要穿的衣服，洗脸刷牙，再轻轻钻进被窝。如果我要报道一个难度很高的新闻，或者拿到一个紧急任务，或是工作时间有所调整，一部分乃至所有的睡前惯例通通都可以让道。

我不觉得任何睡眠文章会把这种做法夸成是很棒的夜晚惯例，而且你会发现我打破了很多常规：我把看电视的放松时间放在工作时间之前，我在睡觉前不久还在看电脑，而我工作的地方是在自己的卧室里。但是我们都不得不面对现实生活中的限制。我要面对的限制就包括面积有限的公寓、热爱但时间不稳定的工作、以及想要好好陪伴的家庭。

不仅如此，作为美国广播公司的一名直播主持人，我要播报全天的重大新闻，也就是说，我从早晨开始工作时得尽可能实时紧跟实况。假如新闻内容更新得太快了，这时我会有两种选择：要么在晚上睡觉前读完最新的报道，然后早晨再了解一下这一晚上有没有什么新内容；要么比现在这样再起得更早点儿，在早晨把所有的信息都了解完。夜猫子的我选择了前者，因为我知道，对我来说，以更贴近我原本昼夜节律的时间入睡并醒来所带来的好处会远远超过晚上看电子屏幕所带来的消极影响。现在这种做法对我的家人和我自己来说，效果是最好的。所以，你也不妨选择在自己身上效果最好的办法。

───────── 方案：简单心态 ─────────

不要想太多

当我开始写这一章的时候，我以为自己的睡前惯例是晚饭后到停止工作之间的这段时间——也就是陪伴我的家人、看电视、读书或写东西的时间。但写了这么多之后，我发现我的睡前惯例绝对不是在这里结束的……反而是从这里开始的。

　　它其实是之后我做的那些小事，从吻我丈夫到洗脸刷牙——这才是我的睡前惯例。这就是说，你的睡前惯例并不需要有多长或者有多复杂。而我吃的那些零食，我是到了现在才刚反应过来，我准备零食和吃零食的时候都是一句话也不说的，不知不觉间这就成了我消化自己一天生活的时候——也就是放松下来的时候。

　　并且"不知不觉"就是关键所在。所有讲睡前惯例的文章和书，即使不是全部，也有一大部分都漏掉了这一关键要素：对于容易失眠的人来说，睡前惯例最完美的样子就是成为后知后觉的无心之举。

　　更重要的是，尽管我打破了这么多规矩，晚上躺到床上的时候却还能睡得着，而且毫不费力。在我当初有一套近乎无可挑剔的睡前惯例时，那可完全不是这么回事……那时我和睡眠的关系远不如现在健康。

第五部分

睡眠环境

我知道你现在在想什么：你觉得可以跳过这一部分，因为你对理想卧室的那些特点已经烂熟于心了——要凉爽、要无光、要安静，诸如此类。但这本书要讲的可并不完全一样。

作为艰难度日的失眠者，我的问题并不是缺乏能满足理想卧室普遍特点的材料，而是不知道具体要怎么达到这些要求，并且可能还有更重要的一点，就是当理想条件没法实现的时候该怎么办。就我来说，我试过大概 20 种不同的眼罩，戴过耳塞，也开了空调，在枕头上滴过薰衣草油……但我还是毫无睡意。

当然，作为一个昼夜节律紊乱的慢性失眠者，如果没有通过本书第二、三部分讲的方法解决掉根本问题，我是没法真的解脱的。即便是最好的卧室条件也无法根除问题。

但在这个过程中，我对一件事的了解确实更深入了一些，就是：在我已经尽最大努力的情况下，我的睡眠环境是怎么变成影响我睡眠的一种阻力的。

第二十二章

要黑，要暗

　　我的睡眠环境最大的问题之一就是光线太亮了。在我白天睡觉时，这一点尤为麻烦，即便是在我上夜班前，这个房间对我来说还是太亮了。我有每一篇睡眠类文章中推荐的遮光窗帘，我丈夫在这个卧室睡觉也完全没有问题。所以我觉得这个房间肯定没什么问题，有问题的应该是我。但其实，真实情况是两者都还是有一点点问题。

眼皮糟糕俱乐部

　　早在我开始上夜班之前，像闹钟发的光这样微小的因素就会让我很难入睡。即便现在，如果我的机顶盒在半夜忽然打开了，那种光也足以把我弄醒。在写作本书的过程中，我把这个情况跟一位睡眠专家说了，并且还解释说我母亲的情况也和我一模一样。他跟我说，我们应该是被别的原因弄醒的，只不过自己把光线当作了原因罢了。但即便他也承认，有些病人跟他说过相同的情况。难道这种问题完全是我们想象出来的吗？

　　因为对这一回答不满意，我又去找了玛丽安娜·费格罗博士，在光线如何影响睡眠的问题上，她是一流专家。她说，尽管这种光敏性还需要进一步好好研究，不过考虑各种因素，这种问题一定程度上有可能是由眼皮导致的。"有些人闭眼时的光线透射量也会比其他人大很多。"她跟我说。把薄眼皮、光敏性、轻睡眠三者结合在一起,差不多就会让一个人因为微弱光线的搅扰而睡不好觉。所以尽管我的卧室对于我丈夫来说已经够黑了——但对我来说还不够……对我那薄得可怕的眼皮来说也不够。

失眠者在上床时间时常遇到的过度觉醒也会导致瞳孔扩大,使双眼对光更加敏感。所以对于一部分人来说,如果你的失眠好转了,可能你对光的敏感性也会降低。

一个微乎其微的可能是,这种光敏性只是我们心里想象出来的,而我们心里的想法对于睡眠是无比重要的,这一点在本书第二部分已经讲过了。所以即便减少房间光线没有什么用处,可能只能减少我们心中对光线太亮的担忧,但这在这本书中也是值得的。

漆黑一片

尽管有很多文章鼓吹卧室防光的好处,但很少有人能告诉你到底怎么做到这一点。

有些文章说得稍微具体一点,建议用遮光窗帘。但是上网简单搜一下"遮光窗帘",你就会马上发现,这种窗帘并没有听起来那么可靠。对于新手来说,遮光窗帘并不都是由能 100% 遮光的材料制成。而且这种窗帘通常在中间和边缘位置也有一些镂空的部分。如果你生活的城市光线很好,或者你要在白天睡觉,那这种窗帘是没法隔绝光线的。

之前我想解决这个问题时,因为绝望,所以也花了不少钱在花里胡哨的自动升降卷帘上。我问导购这个东西的遮光效果能有多好,她答道:"你甚至都感觉不到那个地方还有扇窗户。"我当时简直等不及赶快把它们安装好!

但是等我第二天早晨回家睡觉的时候,我发现家里并不是我想要的那种山洞一样的漆黑。那个遮光材料,看起来好像是 100% 遮光,但实际上阳光直射的时候并不是这样。而我加钱又给卷帘四周装上遮光边框的时候,顶部和底部还是有一条缝。从这些缝溜进来的光线足以把整个房间照亮了，更重要的是，足以扰乱我的睡眠了。

伊娃·皮尔格林在她的卧室装遮光窗帘的时候也有类似的经历，装完了之后发现还是有几条缝会让光透进来。"你把窗帘拉到中间……然后又把窗帘往边上拽拽。然后你反正就是没法不让光照进来，于是你就彻底恼火了，气到不行。"她说。

经历了这些之后，我内心失落沮丧，而那些书和文章还在建议读者把房间弄暗一点，然后又紧接着说别的去了，好像这是最简单的事了。从我的经验出发，要设计一个"隔绝光线"的房间，就好像玩打地鼠游戏：你刚消灭了这一处光源，就又会马上发现一处新的。

眼罩

现在你可能在想："为什么她就不能戴个眼罩啊？"

眼罩和耳塞是人们最常推荐的两个工具。而推荐它们的理由也很充分：这两者又便宜，又便携，又很容易获得，而且还效果出众。

但如果你是一个睡觉很轻的人，很多失眠者恰是如此，那么眼罩戴在脸上的感觉就会让你睡不了觉。至少一定程度上是因为觉醒在让我们难以入睡的同时，也让我们的知觉变得更敏感了——包括我们的触觉。能买到的每一种眼罩我都试过，但是我的感觉就仿佛豌豆公主和那粒豌豆：第一种会压着眼睫毛，第二种会夹到鼻子，第三种让我戴得头痛，第四种漏进来的光太多了。即便我最终找到了一款凹面眼罩，既能够不压到眼睛或眼睫毛，还能保证遮光性良好，我还是辗转反侧，不能入眠，因为我的头发会被压成奇怪的形状。最后，还远远没到该醒来的时候，我就把它给摘下来了。

我戴耳塞也有一段类似的经历。

然后，最近我才发现，如果我在鼻子和眼罩接触的位置贴上鼻贴，那种连我自己都察觉不到，却会影响睡眠的细微压力就会因此而消失。这样调整了之后，现在我戴的那款凹面眼罩几乎不会影响自己入睡了。当我不得不在没那么黑的地方睡觉时，它就是天降救星。实在不行，我也可以拿一件柔软的 T 恤遮住眼睛。

尽管如此，如果能有别的办法，我还是不想每天晚上都戴着眼罩入睡。所以尽一切努力试用不同的眼罩吧，如果你找到一个能够戴着它入睡的眼罩，请停止钻探吧——你已经挖到石油了！但如果你觉得戴眼罩会干扰睡眠，那么可以考虑考虑下面的办法。

―――――――――― 方案：意料之外 ――――――――――

便携窗帘

便携窗帘（有时又称便携百叶帘）是让我想要站在房顶上大声推荐的好物之一。不仅是因为它确实让我能在走亲访友的时候入睡，而且我在家的时候也会在卧室用它。它的设计非常简单：100% 遮光材料可以用真空吸盘或魔术贴直接固定在窗户玻璃或窗框上。因为它们可以直接吸附在玻璃或窗框上，而不是挂在窗户前面几英寸的地方，这种窗帘就不会有一般窗帘存在的缝隙，这就让它成为了一种完美的遮光方案。如果你预算有限，甚至可以自己做一个出来。条件困难的时候，我甚至曾经把黑色垃圾袋用胶带粘到窗户上。

操作指南：自制无缝合便携遮光窗帘

你需要什么

- 足量的 100% 遮光材料，用来遮住窗户（最好是重量很轻的合成材料）

- 毛面背胶魔术贴——用在窗户上

●特别长的背胶魔术贴——用在卷帘上（确保它和毛面魔术贴粘牢）

指南：

1. 将窗户上的魔术贴粘到玻璃或窗框的四角，如果需要可以在边缘位置再多贴几片。贴得越靠近边缘越好。

2. 将卷帘上的魔术贴贴在窗户上的魔术贴上，尽量对齐。然后撕开背胶，这样胶面就露出来了。

3. 将遮光材料铺平，粘到正确位置，一定要压得足够用力，使窗帘能和魔术贴粘牢，再检查一下窗帘是否铺展开了。如需有漏光处需要填补，可以再多粘几条魔术贴。

自愿步骤：如果遮光材料尺寸不合适，可以在对正位置时画个记号，然后拿下来剪裁。你也可以不进行剪裁，以便之后能在其他窗户上使用。

4. 如果要在旅行途中使用，请多带一些魔术贴，以防有调整尺寸的需要。

便携窗帘的不足就是，它们看起来不像普通卷帘或百叶帘那么好，而且你没法让它们卷上去、拉下来。但是你总是可以把它藏到更好看的普通窗帘后面，而且便携窗帘的一大好处就是旅行的时候也可以拿出来用。

────────── 方案：购物指南 ──────────

遮光窗帘指南

如果你喜欢采用更固定、长久的遮光选择，那么你需要了解以下内容：

➢ 术语

小贩们在推销窗帘的时候说话用词五花八门，可能会让人费解——尤其是，同样一个词在不同商家口中可能就有了不同的意思。不论你想买的是卷帘、百叶帘、窗帘，还是加厚窗帘，如果要打造一个货真价实的防光卧室，那"滤光"和"暗室"都不顶用。可以找找有没有宣传全遮光但却是 100% 遮光材料的。有的店铺会有一个专门的分类，比如"顶级遮光"。回家之后你可以拿手电筒照着它，然后在另一边看看是不是真的能遮光。

你也可以买一块遮光内衬，挂在不遮光的窗帘后面，只不过要确保内衬得是 100% 遮光的。

➢ U 型窗帘杆

如果你用的是窗帘或加厚窗帘，一定要确保自己用的是 U 型窗帘杆，这种窗帘杆现在也有类似普通窗帘杆的款式了。U 型窗帘杆可以最大限度地缩小窗帘和墙壁之间令人不爽的缝隙。想要遮挡更严实的话，你还可以用魔术贴粘紧缝隙处的窗帘。有一个无需缝线的方法，就是在墙上贴毛面背胶魔术贴，把黏性更强的魔术贴贴在窗帘上。

伊娃·皮尔格林说，她现在就把两种方法结合起来用，用魔术贴让窗帘和墙面保持齐平，再用胶带粘住窗帘与窗帘之间的缝隙，在第一组窗帘背后还有第二组窗帘，进一步遮挡光线。

➢ 边框和窗帘

如果你用的是百叶帘或卷帘，在边缘位置不可避免地会出现细微缝隙，就会漏进来光。要遮挡这部分光，就要找有遮光边框的百叶帘或卷帘。如果你已经有这两种遮光帘了，市场上有些产品还可以和窗帘分开购买，用于遮光。

或者，你也可以在百叶帘或卷帘里面再挂一层窗帘，以扩大遮盖范围。有些窗帘设计得非常窄，这样就可以专门用于阻挡侧边光线了。

➢ 测量

要决定用什么尺寸的遮光窗帘以及要安装窗帘的时候，你要确保你的窗帘至少能比窗户顶端高 3 英寸，比两边超出至少 3 英寸，底端最好拖到地上。

如果你用的是百叶帘或卷帘，要确保其尺寸是尽可能精准贴合窗户宽度的，这样能使遮光帘和窗框之间的缝隙减到最小。

方案：意外黑手

房门全遮光

终于用便携卷帘把我的窗户封了个严严实实之后，感觉好像赢得了一场旷日持久的战斗。但是我欢庆胜利的时光却很快就结束了。我很快发现，我还是能看得清房间里的一切，因为从门框那儿透进来的光还出人意料得挺多。临时起意，我找了块毛巾塞在了门缝里，然后才上床睡觉，但最后我发现了一条更彻底、更长久的办法：自粘发泡密封条。只要用剪刀把它剪成合适的大小，然后撕开胶条粘上去就好了。我把整个门框粘了一圈，然后底部用门扫挡住。这个办法还有一个额外福利：同时它也能提供隔音效果。

方案：最后润色

绝缘胶带

在门窗都做好了遮光措施后，我也算是取得了重大进展，但是打地鼠的游戏还在继续。屏蔽了自然光之后，我房间里有着多少电灯光线就显现出来了。闹钟、话筒、手机充电器——那些设备所发出的光真是让人感到惊奇。

幸运的是，这个任务很简单：如果设备可以移动，就把它移出房间。如果它没法动，不论它会发出什么光，都通通用绝缘胶带把它缠起来。我很高兴地发现，绝缘胶带有好几种颜色，所以被缠过的设备可以看起来精制而美。

方案：到达终点

伸手测试

在所有我读过的有关睡眠的书和文章中，只有一处讲到了如何判断自己的房间是不是足够黑了。在《睡眠对策》一书中，克里斯·温特博士建议，伸出手放在眼前，如果能看到自己的手，就说明光线还是太多了。

而那些不需要房间如此之暗的人可以试试我的备用方法。闭上眼睛，然后反复用手遮住眼睛。当你感觉眼睛有没有遮挡时都没什么区别的时候，就说明房间够黑了。

方案：后勤保障

运动感应式灯带

即便是在隔绝光线的房间里，时不时地你也需要起夜，而且我们不想有任何人在黑暗中找路时出现被绊倒、摔倒、撞墙的情况。有一个办法能让你在最小的警醒反应下看清自己脚下的路，这就是运动感应式灯带。萨钦·潘达博士在《节律密码》中解释道："这种照明造成的干扰是最少的，而且不会激活人眼中的蓝光感受器。"你可以把它贴在床底、地板墙根、楼梯梯面上——任何你想要稍微获得一点照明以便安全前进的地方。

我总是在我那一侧的床边铺好这种灯带。整条灯带价格不足 20 美元，而且铺设过程也特别简单——只要把有胶的灯带贴在床底，再把传感器放在旁边就好。现在我晚上上床时，灯带就会自动亮起，让我能够看得清清楚楚，还不会在睡前被强光晃到眼睛。而早晨的时候，我也能在不打扰丈夫睡觉的情况下看清周围。

情绪灯光

尽管睡前隔绝光线有其好处，但在整个晚上我们需要在房间里做这做那的时候，还是需要看清房间里的东西的。请翻阅第八章，了解如何有策略地运用家里上上下下的灯光，同时还能一定程度限制灯光对睡眠和昼夜节律的潜在影响。

第二十三章

室温与床温

温度是我的睡眠环境大改造中最出人意料的一部分了，但是我找到解决办法的过程却是一条充满沮丧失落的道路。

我读过的很多有关睡眠的书都说，要让房间"凉爽宜人"，但到底多凉才合适仍然没有一个标准答案。大多数文章说是 16～19 摄氏度，少数文章说 18～22 摄氏度，有一篇甚至说任何高于 16 摄氏度的温度都不正确，而美国国家睡眠基金会说这个温度应该在 18 摄氏度左右。这不仅是让人疑惑，对于生活在温暖气候条件下的人们来说更是不现实的。

而且，每次我打定主意要努力在 16～21 摄氏度的温度下入睡，都会冷得睡不着，而且在凉飕飕的房间里，早晨要钻出被窝就更困难了。如果温度更适宜一些，我入睡会更容易，但就是半夜会醒。

最困难的地方是，我完全不知道我半夜会醒是温度导致的。和很多人一样，我以为自己会醒来是因为压力或者起夜。而且那时我不知道失眠和温度之间的问题是一荣俱荣，一损俱损的（详见第十章）。

我的幸运之处在于，我丈夫恰好在蒂姆·费里斯的《巨人的工具》一书中读到了一种叫作变温床垫的东西。这种床垫盖在普通床垫上面，内部有水不断循环，水温可人工设定。在书中，几个"巨人"推荐这种床垫，说这是他们成功的工具之一，所以我的丈夫就买了一个，希望能帮到我。

我们刚收到货的时候，我并没有非常激动，而且只是间断性地使用一下。但是最终我发觉，只要我能记得把它的开关打开以后，我就能完整睡足一整晚。我也发现，当我忘记打开开关然后半夜醒来的时候，在我的身体和床垫之间的地方非常热。我不确定为什么自己之前没有注意到这一点，但突然之间这一点儿就非常明了了——我是因为感到热才会醒来。

时间快进到一年半之后，这时，由于公寓返修，我们就把变温床垫送去托人存放了，还没来得及把它取回来，我的儿子就出生了。好在他睡得还比较快，而且能睡一整晚。但我晚上总是会醒，我觉得自己就是生理上习惯了半夜起来喂他了，我还需要更多时间重新回到原来的状态。当我终于把变温床垫拿回来，重新在床上铺好之后，第二天早晨我醒来说的第一个词就是"傻瓜"！好几个月以来，那是我第一次完整地睡了一整晚，想到之前那些睡不着的时光中有多少是本不必煎熬的，我不禁对自己感到无语。

我应该提一嘴，整体上说，我的身体不太擅长调节温度。冬天坐地铁时，其他人穿着大衣、戴着帽子和围巾，个个都很舒服。而这时我则是在拼命地扒开身上的几层衣服，因为害怕自己会热晕过去。我也不知道为什么会这样，我检查过甲状腺了，没有问题，但是我之所以要提到这件事，是因为对于大多数人来说，简单平价的工具或许就能起到药到病除的效果。

方案：指导方针

由热到凉

《睡眠》（*Sleep*）一书的内容没有钻进"最佳室温"的牛角尖里去，但在书中，运动睡眠教练尼克·里托希欧斯给出了一些更加实用的建议：让卧室温度略低于其他房间室温。他写道："无论温度到底是多少，从热到凉就是秘诀。"

冬天的时候，要使用这个秘诀很简单，比如打开窗户通风，或者调低卧室供暖温度。夏天时，空调、电风扇，或者可以把卧室窗帘拉上不让阳光招进来，这些办法都可以起到作用。如果没法用空调，里托希欧斯甚至还给出了一个简单的自给自足小窍门：在电风扇前面放几瓶冰水。

但值得注意的是，你身上还是要盖点儿东西才不会难受。罗伊·雷曼博士跟我说，让卧室空气凉爽并不是为了让你身上觉得冷，而是为了让你在盖着被子的时候感到舒适，另外不太明显的一点则是——这样你的肺部就可以呼吸凉爽的空气，以此降低自己的核心温度。

方案：意外帮助

手脚温暖

与直觉相反，另一种能在睡前降低体中心温度的方法是微微暖热手脚。这样相当于能诱使身体以为你处在温暖环境中，并引起降温反应——和睡前原本要发生的降温反应是一样的。温暖的血液会从人体中心区输送到皮肤及四肢，由此让一部分热量散发到空气中。研究甚至发现人体中心区热量转移的程度是预测我们多快能睡着的最佳标准。

这就解释了为什么研究发现，有些睡眠障碍是由于老年人群的血液循环问题导致的，以及为什么与发作性睡病有关的困倦和皮肤温度调节异常是有联系的。然而坏消息是，睡眠减少本身也会干扰血液循环，导致更大程度的睡眠减少。到那时暖热四肢确实可以非常有效地逆转这种循环过程。在一项研究中，7 位老年受试者在用暖身贴暖热双脚之后，他们入睡所用时间的中位数从 47 分钟下降到了不足 12 分钟。

此外也很有趣的是：尽管雷曼说睡前暖热双手可以很简单，比如用热水洗洗手，但其实仅仅暖热双脚可能就足够了。在上面提到的实验中，暖热双脚其实就让双手也暖和起来了。

至于要怎么暖热双脚，这里有好多种方法可供选择。韩国有一项 6 个人参与的小研究发现，仅仅是穿"床袜"（也就是松弛、绵软的袜子）就可以减少入睡所需时间以及夜间醒来次数，并且让睡眠总时长增加 32 分钟。如果你还想要更进一步，美国国家睡眠基金会建议多花钱买点山羊绒袜子，睡觉时脚上多盖几层毯子，在上床前用暖水袋或电热毯暖一暖床尾，或者睡前就穿上保暖拖鞋。

但是不要矫枉过正，而且和以前一样，你可以吸取我的教训。在附近药店买到一个电热毯之后，我开始了自己的暖脚仪式。效果还不错，但就是还不够明显。于是总是想再多做一步的我这次决定要再加把劲。我买了一大箱脚部加热贴，就是在滑雪小屋里卖的那种，然后把它们贴到了袜子上。让自己的脚丫暖暖和和地上床睡觉时，我心里洋洋得意：我显然是一个天才啊。但是我很快就明白，为什么这方面的研究总是会说"适度"暖热了。在天寒地冻的山上时，塞在滑雪板靴子里的脚趾加热贴似乎什么用都没有，而到了床上，它们的作用有点大得过头了。只过了一小会儿，我的双脚就感觉有如火烤！这样不太能让人睡个好觉呀。于是我还是用回了电热毯。

几周之后我就感觉自己再也不需要电热毯了。这可能是因为睡眠的改善也促进了血液循环，因为调整昼夜节律后，我的体温节律因此重回正轨了——或者两者兼而有之吧。

不过尽管这样，我现在还是会穿着袜子睡觉。它们不是山羊绒的，也不算"床袜"——只是我随手找到的比较暖和的一双袜子。而且如果任何人下次滑雪需要脚部加热贴，不用怕，我这儿多着呢。

--- | 方案：舒舒服服 | ---

合适的被褥

你的身体中心区会将温热的血液输送到皮肤那里，而你需要把那些热量散发掉才行。如果你的被褥和床垫让太多热量散发不出去，那你被窝温度显然就太高了。

但是从来没有人说过事情的另一面。在这个刚刚变得凉爽的房间里，如果你让皮肤感觉太冷，那就不仅仅是不舒服的问题了，你就会触发发热反应。你的身体就会保护性地保存热量，而做法就是把血液从皮肤送回中心区——这就和理想的睡眠条件背道而驰了。

我喜欢把它当作是煮溏心蛋。你想让自己的身体中心温度稍低（中心区），但在外围仍然温暖适度（皮肤和手脚）。雷曼博士说："你需要让自己处于所谓的热中性区……尽量不要让身体触发任何升温或降温的对抗反应。"

➤ 自己的被褥

在这种情景下，我们需要皮肤温度适中，而中心区温度较低，这时我们的需求是非常个体化的——然而我们很多人却让两个有着不同温度需求的人共处同一个房间，共卧同一片床垫，共盖同一条被子。雷曼说，这样的结果就是两个人都要经常妥协："可能两个人都睡不好"。他建议我们转而从一个人……而不是一张床的视角看待睡眠环境，并且最少最少准备两套衬芯被或羽绒被。这样每个人自己的保暖需求都能得到满足，而另一个额外好处是，你们就不会抢被子了。

➤ 线头也算数

尽管我们对被褥求因人而异，但所有的睡眠专家似乎都认可同一个普遍的建议：被褥应该透气。鉴于现在人们痴迷于有超高线数的透气性较差的织物，这一点就显得有点讽刺。美国国家睡眠基金会建议坚持使用线数介于200～400之间的织物——这样足够柔软，而且也足够透气。

➤ 怎么铺怎么盖

身为受体温问题困扰的人，我要把自己对被褥的建议也告诉大家：几层很重要。我丈夫汤姆是英国人，在英国，人们一般只会盖着羽绒被睡在床笠上。我们俩约会的时候，在好几个月的时间里，我想要在他的公寓里睡个好觉都无比艰难。我会被热醒，然后把被子掀开。但是我不喜欢睡觉的时候身上没有东西盖着，而且不盖点东西的话，我也会觉得有点冷。最后，我又会把被子拽回来，然后昏昏睡去。过不了一会，我就又被热醒了。终于有一天，我被热崩溃了，于是我坚持认为他迫切需要买一条新被单。他同意了，完全是因为害怕同意的，而我的睡眠马上就改善了。睡觉只盖一层被单之后，我终于能够调节自己半夜的体温骤增了。现在我们的床上布置也几乎没变——而且任何时候他想要偷拿走被单，我都会直接威胁说要和他离婚。但是如果我们没有变温床垫，那我会在床上自己那边多盖一层被子，作为被单和羽绒被之间的折中选择。

我的朋友罗丝玛丽在这方面更进一步，她的办法是枕头策略。睡在身高1米98，体重127千克的丈夫凯文身边，她已经习惯了把卧室温度保持在凉爽的18摄氏度。所以凯文不在旁边、无人可抱时，她就会在身上放3个枕头。夜里热的时候，她就只用翻个身，把枕头留在床的那边。"比起我那热乎乎、身材像橄榄球线卫一样的丈夫，要甩开那些枕头可容易得多。"她笑着跟我说。还有一个额外的好处是，如果凯文很晚才上床，因为有枕头在，她也不会因此被弄醒。"就好像如果我身上已经有枕头的重量了，他上床的动作也就不会那么严重地打扰到我了。"

所以无论有一个衬芯被、一个套层被、一条被单，还是一个枕头充当的丈夫，这些铺盖都会让你能够在感受到最微小的干扰时就迅速做出调整，适当调节温度。这个办法唯一的缺点就是铺床的时候要多花几秒钟了。但如果这样能让你收获更长时间的优质睡眠，那这也很值了。

方案：衣柜内外

合适的睡衣

其实人体产热升温比散热降温更容易，而且大半夜要把毯子掀开或盖上要比穿脱衣服更简单。所以就一般性原则来说，我建议额外加盖毯子以获得额外保暖效果，而且要么不穿睡衣，要么只穿轻薄透气的款式，如果你担心出汗问题，那睡衣还得吸汗。作为一个过来人，我的建议你大可以借鉴。

还有一点，虽然听起来可能很显而易见，但请一定要穿你感觉舒服的睡衣。不管是材质、剪裁、或者什么扣子、什么标签，小小的不舒服也会变成大问题，尤其是对于失眠者来说。所以如果你不喜欢睡衣穿在身上的感觉，就不要穿着它睡觉。

另一个好处是，穿上自己喜欢的睡衣对于睡前惯例来说的一个不错的开头。阿里安娜·赫芬顿在《睡眠革命》中大张旗鼓地把自己的嫩粉色睡衣称之为"最佳助眠好物"。她写道："只要穿上这些睡衣，我就感觉自己准备好上床睡觉了——这比我平时穿的棉质 T 恤好太多太多了……这些睡衣完全就是适合穿着睡觉的衣服，可不要和适合穿去体育馆的衣服搞混了。穿上睡衣是给我的身体发出的信号：该休息了。"

我总是信心十足地想成为拥有"嫩粉色睡衣"的人，但还是面对现实吧，我根本没法做到这样（实话实说，阿里安娜的睡衣是别人送的礼物）。不过，我穿棉质 T 恤睡觉时会感觉很清爽，而且也很酷。脱掉白天的衣服，换上柔软的 T 恤，就是夜晚的重要时刻，并且会触发同样的信号：时间到了，轻松轻松，休息吧。

方案：床垫

控制床上温度

我可以凭亲身经历告诉你，如果你的床垫积攒了太多热量，就算撤掉床单、调低空调温度、加快风扇转速，也不是一定有用，好在除了换新床，还有其他几种办法可以直接解决这个问题。

➢ 凝胶垫

不管你信不信，我着急的时候采用的办法之一是给狗狗用的凝胶垫！这个垫子是为了让狗狗在夏天的时候能有一个凉爽的地方躺着，但是当我在宠物商店里看到它的时候，我心里就想："也许这个东西也能对我有用呢。"千真万确，它真的有用！

现在我知道市面上也有人可以用的凝胶垫，还有其他几种产品也可以通过吸收人体热量达到降温效果。这类产品的不足在于，它们往往只能保持 3 个小时的凉爽，所以雷曼博士跟我说，凝胶垫最适合那些因为太热而无法入睡，但是睡眠连贯性没有问题的人。如果你的凝胶垫够大，你也可以只睡一边，等感觉太热的时候再滚到另一边去。或者你也可以躺在凝胶垫旁边入睡，感觉热的时候就躺到垫子上，像我就是这么干的。

➤ 主动降温或加热

至于能使用更久的方法，雷曼建议使用主动降温 / 加热系统，也就是能控制床铺整晚温度恒定的电子设备。

有的设备呢，像我家里的那个，工作原理是水循环。其他的呢，比如我最近给我母亲买的那个，是在床里循环空气的。有一个叫"八睡眠（Eight Sleep）"的品牌甚至说它的产品可以整晚检测你的心跳与呼吸模式，并根据你对温度的需求"自动"进行调节。这些控温系统大多可以自选调节整张还是半张床垫的温度。你甚至可以让床垫两边保持在不同的温度。我自己是让我这边的床垫整晚保持凉爽，但有的人也会用这类设备暖床，等到上床了就把温度调低或者关掉设备。随便怎么用，只要适合你就好！

我母亲的温度问题非常夸张，这个在第十章中已经说过了，但即便是她也说床上喷气机（BedJet）让她的体温更稳定了，从而让她晚上能睡得更久了。

而伊娃·皮尔格林也说多亏了变温床垫，她才能够一觉睡到天亮。她对变温床垫十分依赖，上次纽约停电的时候，伊娃甚至想方设法让她的变温床垫能用了。"我把报道飓风时得到的太阳能电池组拿了出来，插在变温床垫上……然后我又一觉睡到天亮了！"她笑着说。

不过要提醒一下，适当调节适合自己的温度。差不多每一个我认识的有变温床垫的人（包括我自己）都觉得自己需要 13 摄氏度的床垫，而在这样睡过几晚之后就感觉要被冻僵了。现在我的变温床垫设定值是 23 摄氏度，听起来可能有点儿热，但因为它离皮肤很近，所以你总是会觉得像躺在枕头凉爽的一边上。

不巧的是，现在这些家伙都贵巴巴的，不过到底还是比新买一个床垫要便宜，而且顺带着还有便于装卸的好处。对我来说，花这笔钱还是值得的。

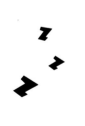

第二十四章

噪音

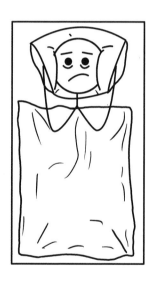

　　噪音会搅扰睡眠，这再明显不过了，很可能每天早晨你都会被闹钟铃声吵醒。但是噪音也会以更难以察觉的方式影响你的睡眠。

　　2012 年的一项研究显示，噪音会导致觉醒，不过觉醒水平相对较难发现，目前这一点已经得到清楚证明。这些干扰会触发压力反应，比如心跳加快，血压升高，而且会让你的睡眠更浅、休息效果更差，只是不会完全吵醒你。噪音还会让你短暂醒来，之后你不会记得这些时刻，但这样仍然会持续打断睡眠。所以第二天你会觉得很累、困倦、容易激动，或者其他不适……但你却不知道原因是什么。

这一点和住在繁忙的都市中的联系尤其明显。或者你养了宠物，或者住在墙板、天花板、地板都比纸薄的公寓里，能听清邻居的每一个动作，也和上述问题有明显联系。

如果你不确定影响睡眠的是不是噪音，可以试试录一晚上音频（详见第一章），也可以试试下面这些推荐方法看看能否改善睡眠。

方案：并非上策

耳塞

对付噪音，最简单的办法就是耳塞，但这个办法对我来说和眼罩是同一个类型的。我有失眠的时候，戴耳塞的那一点点不舒服也足以扰乱我的睡眠了。现在有些睡眠专家告诉我，我只是需要找到对的耳塞。

但研究音乐如何影响睡眠的托马斯·迪克森博士也指出，耳塞会导致耳垢堆积，后者可能会引起暂时性失聪（直到堆积的耳垢得到清理）或者耳部炎症，所以如果你经常戴耳塞，千万要注意安全措施保障。

方案：有益噪音

声音屏障法

我觉得对付噪音最好的策略就是声音屏障法，就是用有安抚作用的连贯的声音去盖过或屏蔽有点儿突兀、可能会吵醒人的声音。耳塞能减低了音量，而声音屏障法可以减少音量的变化，这种变化是搅扰我们睡眠的元凶。你可以用留声播放器、电扇、或者其他任何声音足够稳定安详、能让你安睡整晚、也足以盖过其他噪声的设备都能用于这个方法。

> ➤ **音乐**

我发现音乐是声音屏障法所有工具中最有意思的一种，因为它本身就附带着助眠的特性，所以迪克森博士都说它能让重度失眠变成中度失眠而且还能让轻度失眠者恢复健康睡眠。

但是迪克森说，想要看到效果的话，得至少连续 30 天每天晚上同一时间都听音乐。而且第一周没什么效果也是很正常的。他说很多失眠者就是在这个时候放弃了音乐助眠，与它的诸多益处擦肩而过。"音乐和健身有点像，不会因为你今天健身，明天就长出六块腹肌。"他说。"用音乐的规律是，你用它助眠的时间越久，它的效果就越好。"

特雷弗·奥特告诉我说，他已经用这个办法好多年了，而且用的是他自己的睡前歌单。"有 8 首歌，其中 7 首都是纯音乐，这样我就不会被歌词吸引了，并且播放顺序都是不变的。"他说道。特雷弗甚至把这个歌单里的音乐都上传到了亚马逊智能音箱上，这样放音乐的时候他就不需要盯着屏幕看了。"我可以只说一句：'亚历克莎，该睡觉了'，然后它就会告诉我第二天早晨的天气。然后呢，我比较憨，我会设定好它跟我说'晚安，老大'，之后它就会开始放音乐了。"他笑着说。

与迪克森所建议的不同，特雷弗并没有每天同一时间都听音乐，因为他工作和睡觉的时间表会稍稍变动，不过他依然觉得这个歌单对他的睡眠有很好的作用。"我觉得这个办法挺有用的，这样有助于让我放松。"他说道。

对于那些想要用音乐来屏蔽噪音的人，迪克森建议听有高中低三种音调同时演奏的音乐。否则，比如你听的音乐只有低音调的声音，突然一下高音调的噪声就会轻易打断你的睡眠，反之亦然。迪克森也说："有自然声的音乐也可以拿来听，而且这样的音乐在睡眠测试中已经得到成功应用了。"

话说回来，目前还没有调查研究过一整晚都听音乐会对睡眠造成什么影响。所以音乐最好是定时的，能用来促进睡眠就好，而不是充当一整晚的声音屏障。

有趣的是，迪克森也说了，对于音乐家来说，比如我，听音乐可能并不是一个好选择，因为我们容易听着听着就开始分析它了，这样的话我们的大脑会变得更活跃。"你可能就去注意和声、曲调和节奏的变化了。"他说："那音乐可能并不是最适合你的助眠手段。"

➤ 有色噪音

用作声音屏障最有效的声音其实就是白噪声或有色噪声了。这些声音中人们最熟悉的就是真正的白噪音了，它实际上就是将人耳能听到的所有频率的声音同时播放，听起来就像电视或者收音机里的静电噪声。但是尽管睡眠类读物中最常推荐的就是白噪音，但迪克森告诉我，声音频率越低，在人耳听来才会越安静，所以包括我在内的一些人会感觉白噪声的音调太高、听起来太不舒服了。显然，不舒服并不是入睡的理想条件。

所以，迪克森反而建议使用粉色噪音，也就是去掉较高频率声音的白噪音；或者用灰色噪音，它和粉噪音差不多，但它是专门调试过以匹配人耳听觉模式的；或者棕色噪音（布朗噪音），它与前两者类似，不过低音音量更高了。但是迪克森警告说，不要用手机来播放。"手机放不出来低音，所以如果你使用本方法时是在手机上播放的，粉色噪音或棕色噪音的效果是发挥不出来的。"他跟我说。迪克森建议使用有独立扬声器的头戴式耳机（下面会提到），或者能播放同期声的设备。

➤ 自然声

另一种选择就是自然声，比如雨声、流水声。迪克森说，与白噪音或有色噪音相比，自然声作为屏蔽背景噪音的效果可能没有那么好，因为它没法填满所有频率范围。但他也说，自然声确实能带来不错的声音屏障效果，还有额外功效，也就是促进身心放松、减少焦虑、烦躁，以及大量与失眠有关的类似问题。如果有一天我也需要声音屏障法了，它会是我个人青睐的选择。

➤ 电风扇

因为不用再在白天睡觉了，所以我也不再需要强劲的声音屏障了。同时我也要确保如果我儿子晚上哭了，我能听到他的哭声。不过我还是喜欢在睡觉时听一些氛围音乐。所以我干脆就用床头柜上的小风扇来作为声音屏障了，而不是自然声或者有色噪音。

迪克森说，目前还没有关于用空调声或电扇声作为声音屏障的研究，但是他相信这两种声音也很适合声音屏障法，因为它们的声音频率跨度都很广，而且很多人好像也很喜欢听着这个声音入睡。至于空调电扇声能否像自然声一样带来同样的快乐与放松，迪克森说，不做研究的话是没法知道的，不过有些人可能会觉得听这些声音比听有色噪音更快乐。

要在这些类别中决定选用哪一种，归根结底还是要看自己的需求、喜好。只要别让声音屏障的声音太大，不要有损听力或者让你听不见火警警报就行。迪克森建议，声音屏障的声音最高不要超过 30 分贝。

──────── 方案：杜绝打扰 ────────

头戴式耳机

如果你喜欢睡觉时借助声音屏障或者听其他音频，但你的伴侣不想听，那么头戴式耳机则是一个低成本的好办法，可以让你在睡前舒舒服服地听东西，同时也不会打扰到身边的人。而且头戴式耳机还有额外一个好处就是能够让你不容易听到噪音。多亏了我的耳机头巾（SleepPhones），让我甚至能够在白天邻居家装修的时候安然入睡。

也有一些耳塞式耳机，在打广告时突出的就是可以在睡觉时佩戴的功能，但是迪克森也警告说，它和耳塞一样，如果决定要用的话需要预防耳垢堆积。

和挑选眼罩时一样，不同的品牌、不同的款式都要试一试，然后选择你觉得最舒服的一款。

─── **方案：设置手机** ───

勿扰模式

创造了自己的一片静谧小天地之后，你最不想看到的就是有人错拨了你的电话而让这一切全都前功尽弃。我在自己的手机上设置好了，每天晚上都自动进入勿扰模式，早晨再自动切回普通模式。所以我就不需要每天惦记着设置静音、取消静音了。更重要的是，你可以在勿扰模式中设置好，特定号码来电可以响铃，或者连续来电两次的号码才可以响铃，这样就不会有人无端打扰到自己。只有紧急情况下，亲近的人以及工作事务才可以联系到我，知道这些，我就可以放心睡去了。

─── **方案：额外好处** ───

遮光 + 降噪

如果你已经借助第二十二章中列出的工具做好了房间遮光措施，那你就已经遥遥领先了。窗户遮光措施、门框密封条不仅能阻挡光线，还可以阻隔声音，让你的房间同时暗下来、静下来。

第二十五章

打鼾（睡眠呼吸暂停）之策

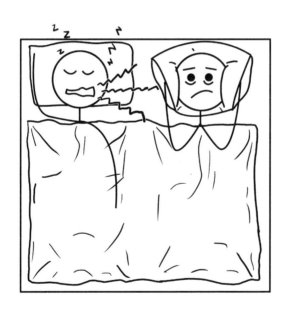

　　人们总习惯把打鼾当作是睡眠环境方面的问题，因为如果睡觉时要和鼾声粗重的人共处一室，那你几乎不可能睡着——特别是你自己也有睡眠问题的话。而且打鼾的人自身睡眠也会受到影响。研究发现，与不打鼾的人相比，打鼾者在白天非常容易感到过度困倦或者警觉性不足，也非常容易出现其他健康问题，即便他们本身并没有睡眠呼吸暂停的问题。

尽管目前仍不清楚其原因，但乔丹·斯特恩博士告诉我，打鼾可能会导致大脑觉醒。鉴于失眠者更容易受觉醒影响，尤其是你既会失眠又会打鼾的话，情况可能会更加棘手。

所以不管是为了你的伴侣还是你自己考虑，如果你睡觉时打鼾，以下这些工具会帮助你找出自己打鼾的原因，并且更重要的是，还能告诉你如何解决打鼾问题。

方案：顺其自然

录音，监测自己

使用以下建议时，可以把自己晚上的动静录下来，然后通过睡眠日志看看每种工具会对你的打鼾问题产生什么样的效果。你也可以借助鼾声分析器（SnoreLab）这样的软件，轻松给自己录音，还能一并观察自己的进步。

方案：从鼻入手

畅通鼻腔

尽管听起来鼾声总像是从鼻子传出来的，但它其实是从喉咙发出来的。不过如果是鼻子堵住了，这时鼻子在打鼾过程中也会扮演很重要的角色。乔丹·斯特恩博士解释道："当你没法通过鼻子呼吸，就只能用嘴呼吸……你就得张开嘴巴，下颌也会随之打开。于是咽喉处变窄，就会导致打鼾。"

➤ **鼻贴**

有一种办法有助于帮助鼻子呼吸，就是贴上鼻贴。它可以贴在鼻子外部，能够打开鼻腔通道。我发现，有鼻塞问题时鼻贴特别管用——我再也不会因为鼻塞而被憋醒了。而且我还发现，在能够睡得更好之后，我也因此能更快的解决导致鼻塞的原因了。

斯特恩说，鼻贴的效果是因人而异的，因为每个人的鼻腔结构都不一样。所以这个方法可能不适用于所有人，但它简单、不贵，可以一试。市面上也有几种鼻腔扩张器，比如缪特（Mute）、鼻助手（NasalAid），据说能起到差不多的效果，而且还可以反复使用。

➤ 鼻腔支架

如果你感觉有问题的部位更多是在鼻孔里，而不是鼻腔通道更靠上的地方，那么斯特恩建议，鼻支架会很有帮助。这种圆锥形支架小巧且透气，可以插入鼻孔中，扩张鼻腔通道的下端。

➤ 鼻腔喷雾

要想测试一款鼻腔喷雾是否对解决睡眠和打鼾问题有帮助，斯特恩建议，可以先从羟甲唑啉鼻腔喷雾入手，这是一款非处方药，又称鼻福灵。这种喷雾的优点在于只要几分钟就能见效，缺点则是会带来副作用，还会使人体产生依赖性。所以斯特恩建议，使用羟甲唑啉不要超过一两个晚上，要在睡前一小时用，"如果见效了，就可以换用其他不会成瘾的喷雾，如丙酸氟替卡松鼻喷雾剂（Flonase）。"斯特恩说，像丙酸氟替卡松这样的类固醇化合物可能需要几天的时间才能看到药效，但长期使用是安全的。不过，在尝试任何鼻腔喷雾之前一定要和你的医生商量。

如果上述建议中没有一条能够成功缓解你的鼻塞问题，请咨询耳鼻喉科专家，因为你可能有鼻中隔偏曲、鼻息肉，或者其他问题，这些问题只能由专业医生解决。

————— 方案：另辟蹊径 —————

睡姿

你可能听说过，对于打鼾者来说，仰卧位是最不好的睡姿。这是因为当你仰卧时，下颌是张开的，舌头会朝向咽喉处后坠。但是你知道对于打鼾者来说最好的睡姿是哪种吗？

> ➤ 侧睡

睡眠专家似乎都同意，最佳睡姿是侧卧位，想要杜绝打鼾的话更是如此。斯特恩博士说："总的来说，朝左侧卧会更好，因为这样能减少反酸的概率"，因为反酸不仅会干扰睡眠，还可能使得咽喉或鼻子肿胀，从而导致打鼾。

在自己看到的睡眠相关研究的基础上，斯特恩表示，非常普遍的情况是病人以为自己是侧睡的但其实晚上有一半的时间都处于仰卧位。对于想要让自己一直保持侧睡的人来说，斯特恩说可以考虑宣传有防翻身功能的各种产品，或者也可以自制一个：在睡衣背后缝上一个网球。

> ➤ 嗅物位

有很多人都觉得睡觉时仰卧位最舒服，所以他们转变思路，想要多加枕头，以及减轻打鼾问题。但是斯特恩告诉我，这样往往会适得其反，因为通过抬高头部，"你其实会使气道闭合……你的脖子是弯曲的，下巴都快要碰到胸口了。这是最不可取的呼吸体位了。"

相反，斯特恩说，如果你要仰卧着睡觉，你应该把一块或多块枕头放在脖子与肩膀下方，这样你的头部就处于所谓的嗅物位了。这时你的下巴会向前扬起——就好像你想要轻轻嗅闻面前的什么东西一样。斯特恩说，要保持正确的睡姿还有另一种方法，就是"把手放在头上……然后抬起下巴。"这个姿势能理顺气道，使打鼾的概率最小化。

对于正在寻找完美枕头的打鼾者，斯特恩说，要找一块能让你处于嗅物位的枕头，而且如果你要仰卧入睡，你可能也要在肩膀下放一块枕头，让自己尽可能处于嗅物位。

方案：增加高度

楔形枕

另一个对付打鼾和反酸的有效工具就是楔形枕，它可以稍稍托起你的上半身，所以你不会完全平躺下来。这样不仅可以让气道处于一个更好的状态，而且也会让胃酸没那么容易就顺着食道上来，导致反酸。

方案：装运动员

护齿

防打鼾护齿或者夜用护齿也是一个不错的选择，它的作用不仅体现在打鼾问题上，也包括阻塞性睡眠呼吸暂停。斯特恩说，由专业医生为患者定制的器材是最舒适、最高效的选择。大多数面向睡眠呼吸暂停患者的保险也可以报销它的费用。只要你去的机构接受保险支付即可。

而对于那些没法参保或者不想为了定制器材大费周章的人，斯特恩说，有一种所谓的先煮再咬法（boil-and-bite）也能起到作用。定制护齿是根据你的口腔条件定制而成的，与之不同的是煮咬型护齿，后者是按照统一标准塑形的，但在加热后会易于变形。所以你可以把这种护齿放到沸水中，然后放到嘴中咬合牙齿，以此让它符合你口腔的形状。

对于要采用这种办法的人，斯特恩说，选护齿时要找尽可能小的款式，这样才会舒服；更重要的是，一定要用可调节的护齿，这样你可以逐步让下巴的位置往前调。如果它有作用但戴起来不舒服，斯特恩强烈建议换成定制器材，"因为你知道定制器材也会起作用，同时它会舒服得多。"

―――――――――― 方案：把嘴闭上 ――――――――――

颏带 / 封口胶带

斯特恩说，如果护齿不适合你，有些人也许会觉得颏带管用。它不会像防打鼾护齿一样让你的下巴一直前伸；而是封住你的嘴巴，让你的下颌始终是闭紧的，而你只能用鼻子呼吸。出于舒适的目的，斯特恩更喜欢颏带，而不是封口胶带。而封口胶带确实打着粘上舒适、撕下无痛的旗号。（不要从你的工具箱里随便找到一卷胶带就拍到嘴巴上！）也有些人可能更喜欢封口胶带而不是颏带，而他们的理由是封口胶带并不需要在头上绑什么东西，而颏带要，这一点尤其会让留长发的人觉得很烦。不管哪种方法，只要你觉得能更舒服就可以试试！

―――――――――― 方案：冷静下来 ――――――――――

不要喝夜酒 / 有些肌肉别放松

你可能会发现，自己打鼾的情况在晚上喝酒后会加重，或者只有晚上喝过酒之后才会发生。这是因为酒精的功效之一就是使肌肉松弛。这样可能有助于入睡，但坏消息是，酒精也会使咽喉肌肉松弛，从而导致打鼾。酒精还会使食管瓣放松，引起反酸……而且也会导致打鼾。其他能使肌肉放松的因素也会带来同样的结果。

这并不是说你再也不能享受小酌的快乐了，但是这也是喝酒要趁早的另一原因，这样能给你自己足够的时间，在睡觉之前醒酒。（酒精会如何影响睡眠，详见第十五章）

方案：相互影响

减肥

对于因为超重而打鼾的人来说，减肥真的不仅仅是一种疗法，而是治愈打鼾与睡眠呼吸暂停的办法。而斯特恩指出，问题是"如果睡眠呼吸暂停得不到治疗，减肥是非常困难的"。所以在减肥能治好睡眠呼吸暂停的同时，你也会发现先开始治疗睡眠呼吸暂停会很有用，这样你就能更轻松地达到减肥目标。斯特恩说，有时只要减掉 5 斤，情况就会大有改观。

方案：看副作用

避免反酸

众所周知，反酸，也就是胃酸沿着食管上涌，会影响睡眠。但斯特恩说，往往没什么人说起上涌的胃酸会导致咽喉、鼻窦、腭垂（那个"咽喉后边的小沙袋"）的肿胀。他说，常常伴随着反酸问题出现的咳嗽和清嗓子也会加剧肿胀。而所有这些肿胀都会导致或加剧打鼾问题。最糟糕的是：打鼾本身也会刺激腭垂，使肿胀更严重……这样同时又会使打鼾更严重。

至于如何避免反酸，斯特恩有一本与别人合著的《少吃酸性食物：反酸食谱黑白名单与解药》，其中列出了对于有反酸之苦的人来说最好和最不好的食物有哪些。斯特恩也建议，当天的最后一顿饭至少要在睡前 3 小时前吃。但如果你像我一样没法饿着肚子睡觉，那也许在睡前 1 ~ 2 小时吃点不会引起反酸的小零食会更好，因为如果饿得睡不着，也会导致反酸。（详见第十八章）

方案：过敏问题

躲开花粉

引起鼻塞的一大原因就是过敏，尤其是花粉过敏。但是尽管你可能会认为过敏的原因是鼻子吸入了花粉，但这只是花粉到达鼻窦的一种方式而已。斯特恩说，不妨把花粉想象成一种呼吸道病毒。我们学到的预防新冠病毒的一切方法都可以在过敏季照搬过来，用在预防花粉过敏上。

➤ 眼镜 / 墨镜

与直觉不同的是，避免花粉进入鼻窦的一种方法就是佩戴眼镜或墨镜——大框的更好。"花粉会从你的眼睛进入鼻子，因为……泪管会进入鼻子。"斯特恩解释道。所以保护你的眼睛反过来也可以保护你的鼻子。

➤ 睡前淋浴 / 沐浴

眼镜固然能阻止花粉进入眼睛，但却没办法阻挡花粉沾到头发上。"如果你睡觉前没有冲个澡把头发上的花粉都洗掉，那这些花粉就要跟着你上床了。"斯特恩说。有一个简单办法：睡觉前洗一下头。

➤ 冲洗鼻腔

在你洗头的时候，也冲洗一下鼻腔吧，或者睡觉前用鼻腔冲洗液清理鼻窦处的花粉。斯特恩说，清理花粉的效果就是鼻腔冲洗液解决鼻窦或鼻腔问题十分有效的原因。

➤ 开空调还是开窗

尽管开窗通风对于你周围的整体环境来说可能更好，但斯特恩建议，还是关上窗户对你的过敏问题更有利。如果关窗后就要打开空调的话，一定要确保空调过滤器是干净的，因为藏污纳垢的空调过滤器也会加重过敏状况。

方案：边缘效果

少吃盐

你有没有注意过，晚饭吃得过咸了之后，第二天醒来就会有眼袋。这是因为过多的盐分会导致人体保存更多的水分，这就可能会导致某些部位肿起来。斯特恩博士说，等你一躺下，你的咽喉和鼻子就也会肿胀，这就会引起或者加重打鼾问题。因此，2018 年的一项研究称，降低盐分摄入量可以减少打鼾或睡眠呼吸暂停的次数，尽管研究显示这种影响是有限的。

方案：专业选择

接受睡眠测试

要是上面这些办法没一个有用的，那就去看看睡眠专家吧，最好找一个同时还是耳鼻喉科专家的医生。他们可以评估你的睡眠呼吸暂停程度，以及其他睡眠障碍，并且尝试其他手段，比如持续气道正压呼吸机，"启发"疗法[1]（Inspire），或者手术。

---

[1] 译注："启发"疗法是一种阻塞性睡眠呼吸暂停的治疗方法。医生会在患者体内放置小型装置（放置过程无需住院，当天即可完成），之后患者通过遥控就可以轻松使用，打开装置开关，可以使夜间气道通畅。

第二十六章

床垫与枕头

在构成睡眠环境的所有元素当中，最重要的，或者至少是最昂贵的，通常就是你睡觉时躺的那个地方了。但尽管我们在床垫上花了这么多时间和金钱，我们却还是不知道到底什么样的床垫是最好的。之所以会这样，有一部分原因是因为，纵然床垫公司想让我们相信这般那般的宣传，但是世界上最好的床垫并不是唯一的。相反，一款理想床垫的构成要素是非常私人的，而且取决于一长串因素，包括体型、体重、体温和睡姿。

睡眠专家常常只说一句，要挑感觉舒服的那款，但是，在商店里、导购旁，那几分钟里让你感觉舒服的床垫，不一定一直睡着舒服——尤其是当你不知道想自己想要什么的时候。

所以如果你去买新床垫了，下面的工具能从几大方面给你指导——而如果你不想要新床垫，你也在下面能找到升级现有床垫的办法。

尽管前面是这么说的，但买一款好的床垫也确实能让我们舒舒服服地睡一晚上，但除非你的睡眠问题明明白白就是床垫引起的，不然翻新了床垫也还是没法从根本上解决问题。相反，你还是得解决引发睡眠问题的原因，这些应该在本书第一、二、三部分讲过了。然后再开始捣鼓你的床垫，这样就是画龙点睛了。

线形测试

床垫最最基础的功能很简单，但却常常被我们忽略，那就是在我们睡觉时，使我们的身体也能保持成一条直线。不管一块床垫刚躺上去时有多舒服，但要是它没法给你合适的支撑和缓冲作用，那它就不可能一直这么舒服。时间长了这种床垫甚至会让你感到不适。

所以，不管你是在研究一款新床垫还是现有的床垫，与其只看它有多舒服，不如通过线性测试看看它的支撑能力如何。

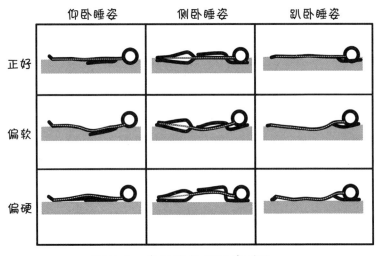

图 5-1　各类床垫舒适度对比

操作指南：线性测试

1. 在与床垫等高的位置放置一台相机，这样你就可以把自己躺在床垫上的样子从侧面拍下来，或者你也可以找人帮忙拍照。

2. 床垫上不要铺任何东西，以你最喜欢的姿势（可以不止一种）躺在床垫上，不要枕枕头（喜欢侧睡的人如有需要可以将手垫在脑袋下面）。设置定时拍照，或者请你找来的人按下快门。

3. 沿着照片中你的脊椎画一条线，从脑袋中心开始，经过躯干中心，到膝盖中心为止。

4. 假设你的床是平坦的：

a）如果你画的这条线比较直，就像你站直的时候一样，那就说明你的床可以提供适当的支撑与缓冲作用。

b）如果这条线在身体中部凹下去了，到了腿部又正回来了，那就说明这款床垫不够硬。

c）如果这条线在身体中部凸起来了，到了腿部又落回去了，那就说明这款床垫不够软。

对于上面的指导还有一条注意事项，对于患有背部、颈部问题的人来说，更硬一点的床垫可能效果更好。神经外科医生保罗·扬博士跟我说，对于有这种问题的患者，他会建议他们睡偏硬一些且头部不做垫高的床垫。所以还是老样子，不要让上面我给出的建议影响到你听从自己医生的意见。

方案：感觉层面

压迫点

判断一款床垫是否能提供适当的支撑与缓冲作用还有另一个方法，就是看自己是否感到受力不平均有压迫点。根据你的睡姿，你可以感觉得到头上、耳朵、肩膀、髋部、骨盆、膝盖、也许还有脚上的压迫点。"当你没有躺平时，通常是不会发现脊椎的曲度或者下凹的。人们会发现：'噢，我躺了一会儿屁股就开始疼了，是因为床垫太硬，没法让屁股陷进去吧。'"克里斯·温特博士跟我说道。

但你很快就不会有这种不适了，至少留出 15 分钟，来检测一下自己的床垫吧，看看有没有更多微妙的身体信号。

我把检测过程比作买鞋。你有没有试穿过刚上脚时感觉还不错的鞋？等你真的穿了一会儿之后，你就会发现这双鞋会卡脚踝，而且脚跟也疼，小拇趾都受不了了。在受够了这种经历后，现在我试用什么东西时脑子会清醒得多。问题并不在于"它现在会让我感到疼吗？"反而是"我有没有感到什么地方有压力，可能过一会儿是会不舒服的？"如果答案是肯定的，那这双鞋就不合脚。对于床垫来说，也是一样的道理。

方案：来点硬的

地板测试

如果你还在琢磨偏硬的床垫效果是不是会更好，现在有一种免费工具可以随时采用：地板。扬博士建议，在铺了地毯的地面上铺一层衬芯被，在这上面睡几天觉。这样你就能在买新床垫或者调节现有床垫前知道自己在偏硬的床面上会不会感觉更好。扬博士说，病人们通常会在 3~4 个星期之后就能找到答案。

⌐方案：硬床处理

再软一点

如果你确定自己的床垫太硬了，加一层褥子是一个便捷有效的办法，而且也不会太贵。作为一个有好几床褥子的人，我总是惊讶于这些褥子将过硬床垫变成的云朵般舒适感的能力有多夸张。

如果你和你的伴侣中只有一个人想要床更软些，你甚至可以只铺一半褥子。你也可以把床垫头尾换一下，或者上下翻个面，看看有没有什么改善。

⌐方案：软床处理

再硬一点

如果你的床起到的支撑作用不够，首先先检查一下底部。弹簧床面或者床板床架有没有吱吱作响？有没有下垂凹陷？有没有残破损坏？

即便一切看起来都没问题，但是如果将弹簧床面或床架横杆换成胶合板，或者在下面垫一片胶合板，都能提升上面床垫的支撑性。如果只有你和伴侣中只有一个人想要床更硬一点，你甚至可以只改造床的一边。我丈夫和我好多年前就在床架横杆上盖了胶合板，并且很惊喜地发现床垫的质感真的有了特别大的变化。

你也可以把床垫头尾换一下，或者上下翻个面，看看质感会不会改善。

选对枕头

借用运动睡眠教练尼克·里托希欧斯曾说过的一个类比，枕头之于床垫，就像鞋垫之于鞋。你也许会需要鞋垫给足弓一点支撑，或者让松脱的鞋子贴得更紧，同理，枕头的作用就是填补人体和床垫之间微小的高度差，在床垫起不到作用的位置让人体仍能保持直线。对于大多数人来说，枕头应该能让头部保持在与立正时一致的位置。有一类人例外，就是以嗅物位入睡的打鼾者，这个睡姿在第二十五章中已经详细介绍过了。

总体来说，仰卧睡觉的人和趴着睡觉的人需要枕头起到的支撑作用微不足道，甚至完全不需要，与之相对的是侧卧睡觉的人，他们对枕头的需要会更多一些，因为肩膀与脸颊之间的高度差需要有东西填补。有些侧睡的人也发现，在两膝之间夹一个小枕头或者抱一个等身抱枕或加长枕头还可以更舒服。

在我怀孕的时候，这么做的作用尤其大，而且现在我还会抱着长枕头睡觉。

但是里托希欧斯说，如果你的床垫能够给你足够的支撑，那么即便是喜欢侧睡的人也只用枕着手掌睡觉就足以让身体保持一条直线了，而仰卧和趴着睡觉的人应该完全不需要枕头了，不过如果想要枕头的话，还是可以枕一个非常低的枕头。

如果你喜欢枕高枕头，或者把不只一个枕头垫起来，请再去做一遍线性测试，本章已经提供过详细的操作方法。很有可能你的床垫已经不能起到支撑作用了，或者你现在枕的东西给头部的支撑太多了，导致头部已经高于那条直线了。

另外，杰森·埃利斯博士在《一周治愈失眠》中推荐了一个简单的枕头测试：双手抓住枕头的长边，把你的枕头在身体前方举起来。如果它两边下垂，弯成两半了，"那就说明这个枕头已经不能用了，该换个新枕头了"。

方案：扩大空间

要么变大要么分开

如果你和伴侣睡觉时会打架，那找到具有完美支撑作用的床垫也没有那么大用处了。里托希欧斯建议：买你能买得起的最大号的床垫。"如果你的伴侣睡觉比较正常，那你就会想要自己能有尽可能大的睡眠空间，尽量能有各人的空间，这样和别人同床共枕也不会有那么大影响了。"他告诉我说。

但是，鉴于我们对床垫都有着不同的需求，罗伊·雷曼博士建议操作时更进一步：直接跳过双人大床床垫，换成两床单人大床床垫，并排铺好。这样床垫所占的面积和原来是一样的，你可以把它们铺在普通的双人大床床架上，床单也铺双人大床的就行。但是换成两床床垫后，你和伴侣都可以享受专门根据自己需求挑选的床垫了，而不是互相妥协，共用一个感觉一般的床垫。这一点尤其适用于体重、体型、睡姿差异很大的伴侣。铺两块床垫也可以减少你在自己这边床上感觉到伴侣动作的概率。

如果你要采用这个办法，尽量买两块同样厚度的床垫，这样它们看起来就还是一整块，而且一定要选宽 97 厘米的标准尺寸。你也可以买一个床垫连接器，填补两块床垫之间的缝隙。

或者你也可以找一块两边硬度不同的床垫。

如果你感觉要和伴侣同床共枕会非常影响睡眠，你也可以暂时分房睡。（详见第二十七章）

方案：控制温度

隔热水平

对于像我这样睡醒后感觉仿佛快被烤熟了的人来说，我们很清楚床垫的温度确实会对睡眠有巨大影响。而坏消息是，你的床垫能有多积热并不是你在商店里通过普通的一次测试就能感觉出来的，不论你花多少时间都没有用。

总的说来，泡沫床垫比内置弹簧的床垫更容易积攒更多热量。但是罗伊·雷曼博士说，生产商应该能够告诉你床垫的隔热水平是高是低。想要床铺更凉爽的人应该去找隔热系数低的产品。想要床铺更暖和的人则应选择隔热系数更高的产品。他说，你也应该了解一下床垫的透气性，查一查床垫用料如何。"比如说，跟大多数泡沫材料比起来，乳胶的隔热系数更高，要是跟弹簧床垫相比，那乳胶的隔热系数绝对更高。"他跟我说。

如果你发现你现在的床垫睡起来感觉太热或者太冷了，雷曼也推荐试用能够主动降温或加热的产品，而不是被动性变温产品，比如带有降温凝胶的衬芯被。"人体很容易就会捂热床垫上这些变温的材料。然后它们就只剩下热了。"他告诉我说。（关于温度问题，详见第十、二十三章）

──────────── 方案：买家后悔 ────────────

退货政策

要想能把错误的床垫换掉，也许要注意的最重要的事情就是退货政策。有几个问题至关重要：试用期有多长？退货时是公司取货还是必须由你寄回？费用有多少？公司会收退货费吗？

"除了'自己把商品打包好再送到美国联合包裹运送服务公司（UPS）寄件点'之外还能有其他退货办法可选真的很不错。"克里斯·温特博士跟我说："我觉得很多人都会这么想：'好吧，这样并不算最完美的办法，但是我的老天啊，我可不想吭哧吭哧把这家伙运回去'。"有的定制床垫也会提供更换特定零部件以增减硬度的选择——这可比把整块床垫寄回去要容易多了。

第二十七章

同床共枕

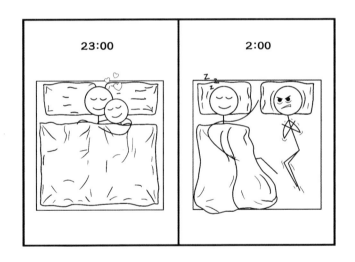

在睡眠环境包含的各种条件中，最不受你控制的大概就是你身边的那个人了。对于受睡眠问题困扰的人来说，没有什么事情能比费半天劲睡着之后又被伴侣弄醒更让人崩溃的事了，比如伴侣搭过来一条腿、伴侣把被子抢走了、伴侣把灯打开了等等无数种伴侣会打断你睡眠的方式。

当我遇到这种情况的时候，我内心的独白就会立刻火冒三丈："够了！我彻底完蛋了！我们都知道我一醒来就没法睡着了。现在我要困死累死了，和以前一样！"我越是想到这个，我就越是会生我丈夫的气："他知道我醒了就睡不着了。为什么他还要这样？！"当然，所有这些让我现在有多不高兴的思考，还有我要再次睡着有多困难的思绪，都只会让我更加睡不着。

尽管要这么做并不容易，但是应对这些干扰的最佳办法就是不要一直纠结于此——或者一直惦记着你对丈夫一时的厌恶。如果睡不着觉让你很沮丧，那不如就下床来，做点儿自己喜欢的事情放松放松，等到困了的时候再回来睡觉。

当然，如果这些干扰从未发生，那当然是更好了。下面这些方案可以避免这些干扰。

方案：多重任务

房间分区

在介绍如何将房间布置成适合多人共用的样子之前，我想先介绍几个将房间布置成多功能分区的小建议。

睡眠类的文章经常会指挥人们，说卧室应该只用于睡觉和床帏之事，这样大脑就会在进入卧室和松弛犯困之间建立起清楚的联系。但尽管每个人要是真的都能做到把卧室变成很多文章里推荐的"睡眠绿洲"，确实很不错，但是这么做也并不能像这些文章给出的离谱建议里说的那样，治好你的睡眠障碍。

专门留出一个完全用来睡觉的房间对很多人来说并不现实——包括我在内。我丈夫现在居家办公，而我的稿子大部分都是在家里写出来的，所以我们得有一个工作区。但是我们住的是市区公寓，腾不出别的房间了。唯一能作为我们的小办公室的地方就是卧室了。而且你猜怎么着？我们还是睡得很好。

非常关键的就是，不要太执着于这些事情，只要尽可能在清醒和睡觉这两类活动的时间和位置之间做出区分就好了。就拿我们的卧室来说，所有工作用的东西都放在一个角落——你可以把这个地方叫作卧室的"工作区"。而我们的床则挨着对面的墙，如果你乐意的话墙面颜色也可以和房间其他地方不一样，也可以说这是"睡眠区"。我们尽量不把任何没做完的工作留在桌上，在要睡觉的时候，我们也不会又想起工作的事情。没叠完的衣服以及卧室里其他的杂物也同样适用于这个办法。如果这些东西不会让你心烦，那也可以，但要是你会因此感到焦虑难安，还是尽量把这些东西拿到看不见的地方去吧，尤其是在快要睡觉的时候。

出于同样的考虑，如果家里的小孩习惯在自己的卧室里玩，儿童睡眠专家也常常建议，在床以外的地方划定一个玩耍区，并且晚上把玩具都收起来，这样孩子就不会在努力入睡的时候受到过多的兴奋刺激。

如果你的情况要求你必须在床上做和睡觉无关的事情，比如看电视、做作业，那么可以在这个时候把床布置成另一个样子——比如在白天换一条不同颜色的床单，这样可能会有所帮助。这样做了之后，你的大脑就会把这条床单看作是清醒时分的标志，而撤掉这条床单之后就意味着该睡觉了。

方案：与人同床

分配与征服

我的前主任桑迪·潘菲尔结婚 35 周年纪念日时，我问他什么是婚姻长久的秘诀。我以为他会说一些类似"坦诚交流"或者"不要带着火气上床睡觉"的秘诀。结果，他不假思索的就竖起两根手指，死死地盯着我的眼睛说："两床被子"。

桑迪和他的妻子已经清楚地接受且习惯了不少多年夫妻都不敢承认的事情：尽管醒着时我们想要亲密相拥，但到了要真正睡觉的时候就是另一回事了。"我们觉得彼此间的伴侣关系、性、拥抱、每天早上在那个人旁边醒来的安全感都很好。"运动睡眠教练尼克·里托希欧斯跟我说，"确实普遍来说，人在想要睡觉的时候都会转身背对伴侣，创造一个独属于自己的小空间，再说一句'晚安'。"

这句话可能很耳熟，如果把一张床想象成两块睡眠区而不是一张共用的床，则会很有帮助。在第二十六章中已经说过，要解决这个问题，办法就是把买得起的、适合自己卧室的最大床垫带回家，或者能铺在双人大床床架上的两块单人大床床垫也可以，可以根据两人各自的需求挑选单人床垫。

如果你不打算买新床垫，也可以通过加胶合板或者褥子来调整现有床垫两边的软硬程度。第二十六章也详细介绍了操作方法。

为了给分区床垫计划画上圆满的句号，罗伊·雷曼博士建议配两条被子，而不是一条。这样每个人都能选一条符合自己温度需求的被子，而且也不会因为梦中不知不觉的抢被子大战而被弄醒了。如果你的伴侣平常是正常人类，晚上睡觉时会拥有向太阳一样放射热量的超能力，那么分两床被子睡觉可以避免另一个人身体散发的热量让你感觉太热。

你也可以在床的一边额外加一条毯子，白天时就把它当作单纯的装饰薄毯，或者你想多花点钱的话，也可以仔细考察主动降温或主动加热的产品，这类产品也有可以只改变床铺一边温度或者让床铺两边温度不同的款式可选（详见第二十三章）。

方案：错峰上床

抱抱时间

如果一对情侣一个是早起鸟，一个是夜猫子，他们经常还是会自动在同一个时间上床睡觉。除非他们已经调整了自己的昼夜节律，否则同时上床就意味着那个夜猫子要在本来还没有困意的时候就睡觉，这就有可能导致失眠。

但是对有些人来说，要让两个人在不同的时间上床可能有点不近人情的味道。所以杰森·埃利斯博士建议，设计一个抱抱时间，也就是你们都在早起鸟的睡觉时间上床，然后在床上彼此相拥大概 15～20 分钟（或者其他对你们来说合适的时间长度）。这一方法的关键在于，这时夜猫子不要有睡觉的想法。

这个时间完全是为了享受和伴侣之间的亲密。然后你就可以离开卧室照常去做你的事情了，直到你准备睡觉的时候再回来。如果你觉得调整彼此的昼夜节律以相互适应更好，可以参考第三部分的详细内容。

方案：请勿打扰

伴侣的用光或声音

给卧室加装遮光、隔音手段会较有帮助，但如果打扰到你的光线和声音是来自你的伴侣，那前面那些手段的效果就不过尔尔了。

最近，就在我开始在美国广播公司当新闻直播主持人的时候，我和丈夫解决了这个问题。新工作让我的作息时间前所未有地接近正常，而且由此带来的额外福利也数不胜数。但还是有一个缺点：与之前我在半夜醒来的时候相比，现在我丈夫在我准备工作的时候睡眠比较轻，也就是说他的睡眠更容易被干扰了。

➤ 床底灯

我试过早晨起床后用手机手电筒照明，尽量不影响到我的丈夫汤姆，但这样还是会弄醒他。想了几种对策后，我们找到了一个办法：贴在床底（或者贴到其他任何你想贴的地方）的自动感应灯带。一整套下来也不超过 145 美元。有了它，我看东西更清楚了，但是因为灯带光线柔和而且是照向地板的，所以并不会打扰到我丈夫。问题解决！我在第二十二章中说过，这个办法也让我晚上不用把任何亮得影响睡眠的灯打开就能看清房间里的路。皆大欢喜！

➤ 眼罩小窍门

虽然我的床下灯带不会打扰到我的丈夫，但是如果我们两个的情况颠倒过来，我不确定会不会还能这样。我上夜班那会儿，每天早晨他蹑手蹑脚地下床打开卧室门的那一瞬间，从客厅照进来的阳光就会把我照醒，屡试不爽。幸运的是，那会儿我可以通过暂时到客卧睡觉来解决这个问题（后文会介绍更多相关内容），但是如果我们没有客卧的这个选项，我现在确信戴眼罩也能解决问题。

不过，眼罩并不是表面听起来的那种不用多虑的万金油。对于眼罩小白来说，你得找到适合自己的眼罩才行。（详见第二十二章）

同样重要的一点是，在加重失眠的同时，觉醒也会让我们对声、光更敏感——还有触觉也会更敏感。所以我们可能会更容易被穿戴诸如眼罩等东西的触感影响。这也是解决睡觉时觉醒问题之所以重要的又一个原因，相关方法可在本书第二、三部分找到。

➤ 伴侣发出的声音

解决觉醒问题赢回也会让佩戴耳塞变得没那么难以忍受，而且我听说，多试几次，每个人都能找到舒服到可以戴着入睡的耳塞，如果有需要的话，定制耳塞也可以。不过，我还是更喜欢用声音屏障法把伴侣发出的声音盖过去，而如果有必要的话，我也会用头戴式耳机。这两种方法在第二十五章中都已经详细介绍过。

➤ 打鼾

如果你或你的伴侣总是被另一个人鼾声影响，上面的建议也有作用，不过更好的办法是把打鼾本身解决了。这一点非常正确，因为出现了打鼾，说明背后的问题远比制造噪音干扰更严重。所以，如果你或你的伴侣会打鼾，千万千万要把第二十五章好好读一读。

方案：毛绒解法

宠物

讲这个方案我会长话短说。尽管我们很多人都喜欢和自己毛茸茸的宠物搂搂抱抱，但大多数宠物的昼夜节律及睡眠模式都和我们人类大有不同。这就是说，在我们要睡觉的时候，他们可能正在四处闲逛。这个情况对猫咪来说尤其真实，和狗狗相比，猫更是大有不同。宠物也可能会把过敏原带到床上，这就有可能导致或加重打鼾与其他呼吸问题。

如果你想要把爱宠带到卧室或者床上，除非你觉得整夜受到打扰是真的值得，不然还是不要这么做了。至少还有一点要考虑，如果爱宠白天会系一个铃铛或者其他叮铃作响的东西，那在睡觉之前还是把它解下来吧。

———————— 方案：一分为二 ————————

离婚式睡法

尽管有很多办法可以针对性解决伴侣可能带来的问题，但是对于有的人来说，没有比直接分床或分房睡更好的方法了——也就是离婚式睡法。

美国国家睡眠基金会在 2005 年进行了"睡在美国"全民调查，发现与伴侣同居的受访者中有 23% 的人都说自己会和伴侣分床、分房睡，或者有一个人会去睡沙发。听起来这是感情山穷水尽的表现，但对于很多情侣、夫妻来说，这么做感觉非常好。

我的同事丹·哈里斯和他的妻子比安卡就是这些夫妻中的一对。对此，丹解释说："如果她上床的时候我已经睡着了，我就会因此被弄醒，等我醒了之后就会感觉非常生气。或者我们的孩子半夜要醒好多次，而且非要她哄才行。所以每次她半夜醒来的时候，我也会醒，我真的要被这件事气昏过去。"另一方面，丹说他晚上经常起夜，并且睡着了还会动来动去，这两种情况都会把比安卡弄醒。"那会儿我们俩经常会打扰到彼此的睡眠。"他说道。

但同枕共眠的问题并不仅仅是物理层面的。比如，丹很开心地发现，睡不着的时候可以读 15 ~ 20 分钟书，自己就能睡着了。他也希望在必要的时候自己还可以下床走动。而且，所有人当然都想要在需要上厕所的时候可以下床去解决一下。但是当比安卡也在卧室里的时候，所有这些事情都没办法在不弄醒她的前提下做完。"感觉自己有点束手无策了。"他说。

这种感觉当然比被其他人弄醒更让人睡不着了，因为失眠的主要驱动力就是担忧。现在，因为我们爱着自己的伴侣，我们会不仅会担心自己的睡眠，也会担心自己打扰了他们的睡眠。在两种情况之下，又出现了一种新的后果："如果我不想办法睡着，我就要一整晚都被困在这张床上，动都动弹不得！"

给自己更大压力之后，我们更焦虑了，要入睡因此变得更难了。如果一直这样下去，最后就会变成慢性失眠。

我很幸运，我的丈夫睡得很沉，而且很容易就睡着了。在我自我煎熬的时候，他还总是专门来安慰我，让我不要担心打扰到他。但是我们还是践行着离婚式睡法，因为我们暂时还没法找到能两全其美的办法。

当时我还在上夜班，每到周末还要努力从 5:00 左右睡到中午，但是我丈夫会在 9:00 起床，而且不管他动作多安静、多轻，都会把我弄醒。鉴于我失眠，昼夜节律还有问题，我通常就没法再睡着了。接下来那一整天我都感到精疲力竭，而且十分暴躁，心里还偷偷地怨我的丈夫……怨他把卧室门打开了。事情已经到了这种地步，我上床的时候就已经开始担心丈夫会把我吵醒了，而醒了之后我就更难以入睡了。如果我在床上的时候他敢发出任何其他噪声，或者做什么大动作，我的怒火就会彻底燃烧起来，就好像整个世界都合起伙来，恶毒地不让我睡觉（要知道，失眠的人很容易产生这种感觉灾祸临头的想法）。

你很容易就能明白这种情形会让沮丧、怨恨的情绪变得多么严重，以及为什么换到另一个睡觉能够迅速解决问题，而且还能改善你和伴侣之间的关系。

丹表示，对于他和比安卡来说，分房睡绝对减少了彼此间的沮丧情绪，提升了两个人的睡眠时长的比例。所以我不得不说，这种方法作用还挺大的。

但是我也明白，很多人都没有分房睡的条件。实际上，有了孩子之后，我们也不再分房睡了。好消息是，尽管离婚式睡眠的效果不错，但并不是必须这么睡。自从我用第二部分的方法解决了失眠问题，又用第三部分的方法解决了昼夜节律的问题之后，入睡对我来说就轻松多了。这也意味着，我丈夫偶尔把我吵醒之后，我也不会再感觉暴怒或焦虑了，我还能睡着。也多亏了之前所讲的那些工具，还有我因此而提升的睡眠质量，那些因为伴侣而醒来所影响的各种情况都几乎销声匿迹了。

后记

　　对我来说，这条路实在太长：从毫不在乎睡眠，到竭力渴求睡眠，再到拼命学习睡眠的相关知识，最终成功修复睡眠——而我的丈夫汤姆，是我漫长跋涉的见证人。

　　我们刚开始约会的时候，我还在福克斯商业新闻网（*Fox Business Network*）工作，努力想要适应每天 3:00 起床的新作息。后来我又跳槽去了哥伦比亚广播公司纽约分站（*CBS New York*）。我很惊讶，在新公司，我很快就适应了更早的作息时间。最后，我来到了美国广播公司新闻台（*ABC News*）。在这里，我的工作从刚开始的夜班变成了现在的夜班加"随叫随到"班。

　　因为我天生精力充沛，在晚上更是如此，而我的丈夫相较之下则有点儿沉默寡言，所以他以前还开玩笑说，我们俩这么合拍的唯一原因就是因为我总是稍微有点缺觉。即便到了三更半夜的时候，我也经常劝他，或者劝其他人，再在外面多待一小会儿。"想象一下要是她的精力 100% 充沛，"他经常说，"那我还不得被她折腾得散了架了呀！"我们的朋友听了就会哈哈大笑，连连点头，以示同意。那时我们完全不知道，这些年过去后，被折腾得散了架的那个人会是我。

汤姆骄傲地看着我的事业如画卷般徐徐展开，但同时也看到我的睡眠问题也同样如长卷般徐徐展开。我的昼夜节律紊乱从轻症发展成了重症，与之相伴的是失眠问题也从轻度最终变成了重度。尽管我过去都以为由于我有这样的作息时间，这些问题是不可避免的，可我却是直到最近才知道，在汤姆看来，这些问题之所以不可避免——其实是因为我自己。

当时我们一块坐在沙发上，讨论这本书的事，而他突然脱口而出："我就是难以相信，这件事再也不成问题了！"

我丈二和尚摸不着头脑。"什么再也不成问题了？"我问道。

"你！睡不着！我一直以为你的睡眠问题是基因遗传的问题，或者是你的性格使然，天生如此，我觉得你一直都会是这样的。我以为你的睡眠问题从根上来说已经没指望了。而现在它已经完全不算是个问题了！"他语气中如释重负的感觉显露无疑。而我很惊讶，倒不是因为他如释重负的感觉，是因为他竟然现在才产生这种感受。要知道，我修复自己的睡眠问题已经是三年前的事了。

当我继续回首往事的时候，我意识到，我对于睡眠科学的新知识让我的康复显得更加真实了。但我身上还会留存让我容易患上失眠的那些因素，而汤姆说得没错，即便不完全是这样，但这些诱因中的大多数也是从我父母的身上继承来的。

更重要的是，在我寻觅睡眠问题的解药时，我学到的这些工具不仅仅是现在有用。我已经获得了广博的知识，不仅明白这些工具为什么有用，怎么起作用，还知道哪一种工具能给我带来的效果最好。也就是说，在我的生活不可避免地发生变动时，我还可以不断调整这些工具的用法。

正是基于这样的理解，所以我希望有些东西是我自己一开始就能知道的：

1. 态度就是一切

我知道，在这本书里，我前前后后已经说过无数次心态要放松、心态要积极的话，但这只是因为在我看来，这一点是整个难题中最难被发现、最常被忽略，同时又最为关键的一点。如果我们观察一种工具的效果时心中充满了焦虑，那几乎没有工具能起作用，尤其是当你有失眠问题的时候。如果你意识到自己在想："好了，我填完所有的空了，那现在、这时、此刻，就看看我能不能睡得着吧！"，如果在这种情况下，答案几乎都是否定的。

相反，治愈失眠的过程有点儿像观看魔幻三维图片猜图案的过程。我们的第一本能就是拼命集中自己的注意力，盯着图片的每一个部分找答案，然后就泄气了。肯定会有几个讨厌的人走过来，一下子看出这里面是个什么图案，搞得我们更加沮丧。我们努力让精力更加集中，又把眼睛眯缝起来，我们实在是太想看懂这个可恶的图片了！但是费了这么大劲的结果还是一无所获。之后某个时候，我们差不多快要放弃了。我们还是看着那张图，但已经放弃搜寻了。我们收回目光，再也不想这回事了，然后就在我们放松大脑的时候，突然，那个图案就这样意外地出现在了我们眼前！里面画的是一条帆船！

遇到睡眠问题时，道理也是一样的。你可能会感觉治疗睡眠问题遥不可及，拼命去想、去较劲，想要完全解决睡眠问题，但是睡眠往往是在我们终于明白要放弃费这么大功夫、投入这么多精力的时候，才会到来。因为睡眠并不是一件有意为之的事情，睡眠是自然而然发生的。

2. 准备妥当

拥有松弛的心态听起来可能很像是要"无所事事"或"坐以待毙"，但其实它们并不一样。每次我想要协调这两种做法，我都感觉自己像《忘掉萨拉·马歇尔》（*Forgetting Sarah Marshall*）一书中给出搞笑冲浪建议的保罗·拉德："什么都不要做"，还有"不，你还得做再多点！"这样没什么用，我也明白。

相反，数羊更像是一场晚宴。你不会想像上刑一样逼着自己的客人吃东西，或者紧紧盯着他们吃饭。但是如果你想要让他们挨着你坐、和你一起吃饭，你确实得准备好饭菜，把桌子准备妥当，创造出迎宾待客的环境。

魔幻三维图片也是同样的道理。想要看出其中的图案，我们的注意力就得放松下来，但是我们的眼睛还不能闭上，我们还是得看着这张图片，灯也得亮着，等等。

至于睡眠，我们不会想自己太多压力，只是希望能增大入睡几率。这就是这本书的目的所在：帮助你创造一个便于入睡的情景，而方法就是降低觉醒水平，减少外界或内在的干扰，并且驾驭你自身的睡眠驱动力以及昼夜节律——也就是各种最适合你的办法。

但是做完这些之后，你的任务也就完成了。你已经发出了邀请，就像多琳达·梅德利会用的说法一样，你"做得已经很不错了"。现在睡眠会不会到来取决于它自身，而你要做的就是尽量放松享受，不用管别的。你越是放松，睡眠就越有可能现身，而睡眠到来的次数越多，你就越能够放松下来。

3. 找到改变关键点

整整一本书的睡眠工具可能多得让人望而却步，所以，就像我在本书开头时所说的，一定要记住，你不需要把所有的工具都用一遍，也绝对不需要同时使用所有工具。

相反，如果第一章让你怀疑自己有睡眠呼吸暂停、发作性睡病或不宁腿综合征，先从这些问题着手解决。或者，问自己两个问题：

1. 我有条件性觉醒吗（第三章）？

有：请使用第三章～第五章提到的方法。

没有：请回答第 2 题。

2. 你睡得很好的时候和现在有什么区别？

比如说，如果在出现睡眠问题之后，你摄入咖啡因的习惯有了变化，那你可能需要解决咖啡因的问题。但如果你总是下午喝咖啡，而且咖啡以前从来没影响到你的睡眠，那戒掉这个习惯也不太可能解决你的睡眠问题。如果没有很大的成果，你为了戒掉那杯咖啡所做的牺牲都只会让你倍感挫败。这样一来它对睡眠造成的负面影响肯定比咖啡因的影响还严重。而等你解决了扰乱睡眠的更大诱因之后，你就可以试着减少咖啡因摄入量，让睡眠质量更上一层楼了。

另一方面，我对第二个问题的回答是，当我上班的时间更晚一些，而且我能够晚睡晚起的时候，我的睡眠质量更好。而且那会儿我在周末睡得也更好。因为我没法改变自己工作的时间，所以只能退而求其次，去调整光线照射的条件。所以在使用本书第二部分工具来解决条件性觉醒问题之余，我也以第八章、第二十二章的工具作为入手点。因为这些是我的改变关键点，解决了这些问题后，在短短几周之内，我的睡眠情况就有了很大变化。这不仅让我有了再去尝试其他方法的动力，而且让我对睡眠的信心有了极大增强，从而又产生了新的积极效果。

找到你的改变关键点，从它下手开始改变吧。

4. 先完成，再完美

作为一个完美主义者，我在生活的方方面面都需要用这句话来提醒自己——但是这句话用作睡眠建议时作用尤其之小。因为要让每个人都能够分毫不差地照着书中方法落实下来并不现实。

所以要运用这本书中的解释，想出办法让这些工具既能适配你的生活，同时还可以保持它们本来的用意，不要偏离太多。不要在细节问题上钻牛角尖，301

也不要认定效果不好是因为自己没法完美实践这些方法，这么做完全不值当。用迈克尔·格兰德的话说："没有人会因为你采用的形式不好而对你评头论足。"

5. 雪球能朝两边滚

出现睡眠问题最让人心烦的一点就是它的雪球效应了。睡眠就像人体健康的一大支柱，它的作用无比重要，所以很多问题的解决办法都是：多睡觉。但当睡眠本身成为问题的时候，你就会感觉自己好像《我的桶上有个洞》这首儿歌里的小男孩，别人告诉他，想要把自己的桶修好，那就需要……一个桶。"我为什么睡不着？你就是压力太大了。我要怎么缓解我的压力？多睡睡觉！""我要怎么改善自己的睡眠？半夜别吃东西。为什么我晚上特别想找点东西吃？因为你睡得还不够多！"让人很不感到绝望和无比地孤独。好像没有人能懂自己。

但是如果我们找出了改变关键点，准备妥当了，然后开始行动，我们就会发现雪球效应还有好的一面：雪球也会朝着越来越好的方向滚。

这也就是为什么，你不仅不需要同时使用所有方法、不需要在实际操作时尽善尽美，而且你也不需要永远不停地用这些方法。

比如我自己，我现在还是觉得，宽松的刺激控制法（见第五章）、伸手不见五指的房间、饿的时候在睡前吃得小零食、温度控制工具、以及一些声音屏障让我差不多夜夜都能安睡到天明。我应该会一直把这些方法坚持下去。

同时也有很多工具是在这条旅途刚开始的时候给了我很大帮助，但是现在我却再也不需要的。

有些事情已经成为深入骨髓的习惯了，比如建设性担忧法（见第三章）。尼克·魏格诺博士说，每天坚持练习，持续两周之后，他的大多数病人都发现大脑已经开始自动完成这个过程了，就像我的情况一样。这样之后，你每天就不需要再做书写练习了，你可以等到自己感到压力的时候再做。

有些事情会变得轻松一些，对我来说，这件事就是饮食习惯。睡眠得到改善后，我发现自己没那么渴望不健康食品了，半夜渴望做的事情也没那么多了。所以用不了多久，想要吃得更健康、把时间控制好，也就不需要做出那么多牺牲了。这是一个几乎能自我解决的问题。

终于，有些事情不是那么必需的了。以前在睡前看手机带给我的刺激程度是很大的。但是现在我的觉醒水平降低、睡眠情况改善之后，我发现自己能稍微玩一会儿手机了（手机调成黑白模式或灰度模式，屏幕再额外调暗，色调也调成暖色）而且入睡也不会太困难。另外，尽管我意识到控制温度法和声音屏障法对我的睡眠有好处，但我不再需要依靠它们入睡了，也不再需要它们来达到完美状态了。我确实仍然需要保持非常黑暗的环境或者戴上眼罩，但是只要房间温度适宜、比较安静，我也能够接受。

魔幻三维图片这种东西，你越是玩的次数越多，你集中注意力的时候就会感觉越放松，而你成功的概率就会越高。很快你也能成为用不了几秒就能找出图案的那种人了！睡眠也是一样的。良好的睡眠本身就是一个良性循环。

6. 感受 > 时长

注意，我说的是良好的睡眠本身就是一个良性循环——但不一定是说睡的时间更长。重点不是你睡了多长时间，重点在于你的感受如何。如果你一天只睡 6 个小时，但是白天感觉挺好，那么睡这么长时间对你来说可能也足够了。而如果你每天要睡 8 个小时，但白天还是经常感觉需要眯一会儿，那就说明还有问题存在。

而且不管你睡了多长时间，也不管你有多困，但如果尝试了本书所讲的工具之后你还是担心自己的睡眠，那就找专业人士咨询一下吧。睡眠问题对任何人来说都不应该是别无选择、只能忍受的事情，专业人士的援助会改变你的人生，甚至挽救你的生命。

　　说回到我们俩的沙发对谈，汤姆看着我，我也看着他，此刻我心中无比感激，因为解决我的睡眠问题不仅提升了我的生活质量，显然也让他的生活变得更加美好了。

　　但我还是想说明一下，当我的睡眠恢复正常的时候为什么他会这么惊讶：我们俩在一起的 8 年了，但他从来都没有见过还没有睡眠苦恼时的我，直到现在。

　　"所以，你怎么想呢？"我应声道，说着我张开双臂，准备迎接他的评价。

　　"谢天谢地现在有孩子能耗一耗你了，不然你还得把我折腾散架。"

致谢

在《睡眠修复》写作的过程中，有太多的人提供了帮助，如若没有他们的支持，这本书也难以面世。

首先，我要感谢我的丈夫汤姆。谢谢你一直以来对我和我工作的支持，即便是在我不得不像一个吸血鬼一样生活的时候；感谢你在我与失眠痛苦斗争的时候，总是小心翼翼，放轻自己的脚步；感谢你以一人之力带娃那么久，让我能有工夫把这本书写出来；感谢你花了那么多时间读我的稿子，品评我的类比用得好与不好，源源不断地给予我众多反馈，让我受益匪浅——你从来不曾抱怨说读睡眠问题读到厌倦了。我要感谢你的事情，如上所述，又远远不止于此，我爱你。

阿福，和你做朋友已经 20 年了，但你还是会不断让我惊讶。从我的护卫，到我的打碟人，到我的最佳拍档，再到我的男伴娘，再到孩子的阿福叔叔。现在你在我生命中扮演的重要角色又可以再加一条"写书顾问"了。感谢你不管多忙都抽出时间来帮助我，感谢你帮我下决心去做那些本该我一个人做出的决定，感谢你总是为我指出正确的答案——因为你不仅聪明过人，而且见地也不同于常人。你是一个女孩能拥有的最好的朋友，而这也只是我永远要感激你的其中一个原因而已。

若飞，感谢你总是慷慨地给我你的时间与诚意。我总是能从你那里得到直白的回答总是能受你的鼓舞，让我能有信心追求更高的目标。在你的帮助之下，这本书和我自己都因而进步了很多。

感谢迈克尔·布鲁斯博士、蒂莫西·布朗博士、海伦·博格斯博士、柯林·卡尼博士、托马斯·迪克森博士、克里斯托弗·德雷克博士、卡拉·杜马普林博士、查曼·伊斯特曼博士、杰森·埃利斯博士、丹尼尔·埃里克森博士、马里亚纳·费格洛博士、迈克尔·格兰德纳博士、乔纳森·约翰斯顿博士、艾莉莎·凯恩、科琳娜·莱德豪斯、尼克·里托希欧斯、斯蒂芬·洛克利博士、詹妮弗·蒙特博士、约翰·奥尼尔博士、杰森·盎博士、萨钦·潘达博士、克里斯蒂娜·皮尔泡利·帕克博士、拉巴·拉希姆普尔博士、罗伊·雷曼博士、卡罗琳·赖歇特博士、蒂莫西·勒尔博士、蒂尔·罗纳伯格博士、克里福德·休珀博士、卡罗琳·舒尔、汉娜·斯科特博士、希瑟·达沃史密斯博士、乔丹·斯特恩博士、玛丽–皮埃尔·圣洪日博士、约瑟夫·高桥博士、S.贾斯汀·托马斯博士、安妮·瓦里埃博士、里恩·范德里博士、简宁·韦贝尔博士、尼克·魏格诺博士、克里斯·温特博、肯·怀特博士、杰德·吴博士、詹姆斯·怀亚特博士、保罗·扬博士、肖恩·扬思泰特博士，以及其他给予过我大大小小帮助的睡眠学者们。当我刚开始去联系你们的时候，我以为等待我的会是一碗闭门羹。我感觉自己就好像是在问魔术师问题，让他们把变魔术的幕后诀窍都展示出来，我也以为你们都会守着自己辛苦学来的知识不为他人所获。但是在我试图破解这个关于睡眠的谜题时，你们给我的却全都是热情与支持。你们之中的有些人在电话上花了很长的时间和我交流；或是答复我多如牛毛的邮件、短信、推特消息；而且还是百忙中抽出时间，不断地鼓励我，反复跟我说："你会帮助到很多人的！"感谢你们能够这样欢迎我、信任我。

科菲·金士顿、杰森·卡普、简宁·艾略特、利兹·索贝尔、安德莉亚·格里姆、杰克·希汉、特雷弗·奥特、爱娃·皮尔格林、金吉尔·吉亚当·阿姆杜尔、凯文、弗里曼、罗莎，以及布拉德，感谢你们把自己的故事分享给我——让本书因此充满了生机与活力。我还要专门感谢丹·哈里斯，尽管在我认识的人当中，他几乎是最忙的一个，但他还是毫不吝啬地抽出时间来鼓励我写这本书，教我要怎么做才能把它写好，还在这一过程中分享了这么多有用的建议——包括给这本书改个名字。

　　我要感谢肯蒂斯·吉布森，我永远的工作伙伴。你不仅跟我分享了自己的睡眠经历，而且在我踏上解决自己睡眠问题的旅途时，你也总是伴我左右。感谢你在我生命中这段原本无比艰难的时期为我带来了这么多欢乐，也感谢你从过去到将来以及用其他方式为我提供的支持。关于这一点，我也要感谢布莱恩·肯兹、布里安娜·斯图沃特、金·兰道夫、多娜·索托、蒂纳恩·马勒、雅米娜·劳伦斯、卡蒂娜·杜比亚、威尔·甘斯、多娜·施罗德、桑迪·潘菲尔、爱兰娜·吉诺万斯皮卡尔、克里斯·康贝尔、卢尔德·莱希、罗尼·瑞斯、马特·奈尔科、托尼·木吉卡、克里斯蒂安·罗舍尔、金特里克斯·珊加、乔治·皮拉、黛比·休姆、卡拉·布里顿、洛伊德·德·弗里斯、康斯坦斯·约翰逊、克雷格·莫兰西、诺埃尔·雷恩、约书亚·霍约斯、蕾切尔·卡茨、马特·福斯特，以及美国广播公司夜班组的其他所有人。我还是无比感念我们所有人共同度过的那段时光，以及我们创造的美妙回忆。回首过去，我也明白自己肯定也有过因为失眠、缺觉而非常疯狂的时候，我为自己曾经任何一次的情绪波动、暴躁发火、疯疯癫癫而感到抱歉，并在此向大家致歉。我要特别感谢克雷格·托德以及肯·尼兰德，感谢他们让我能够走上这条睡眠修复之路，并且鼓励我将这条路走下去，这样不仅对我个人是件好事，对于我们的观众来说也是件好事。如果没有这些支持的话，我可能永远也不会踏上这次旅程。

　　我要感谢丽莎·莎琪、安娜·蒙塔格、塔维亚·科瓦丘克、克里斯蒂娜·乔尔，以及哈珀柯林斯出版集团其他所有为这本书倾注过心血的人，其中也包括我的作品经纪人梅尔·伯格；是你们在这本书还只是一个设想的时候决定接下这个项目。我要感谢你们愿意相信这个设想，感谢你们相信我能够将这本书写出来，感谢你们帮助我走过了写书过程中的每一步。我也没法忘记我的电视经纪人肯·林德纳，你不仅是最早鼓励我把这本书写出来的人之一，而且你在这本书的写作过程中也扮演着尤其重要的角色，就像你在我其他各种事业中起到的作用一样；感谢你永远做我的头号铁粉。如果没有了你的帮助，我真的不知道自己现在会是什么处境。

里安托，我要感谢你接纳我对困意柱形图的奇怪设想并且把这些图改得比我想象得更美观。鲍勃·基尔施，我要感谢你让我不至于因为那些参考书目而彻底崩溃。还有比尔·帕特里克，我要感谢你展现出的和善与正直。

我在美国广播公司的领导和同事们——金伯利·布朗、德里克·麦迪那、盖伦·戈登、玛丽·努南、贾斯汀·戴尔、温蒂·费舍、罗宾·罗伯茨、迈克尔·斯特拉恩、乔治·斯特凡诺普洛斯、大卫·缪尔、艾米·罗巴赫、朱菊·常、拜仁·皮茨、T. J. 霍姆斯、林赛·戴维斯、黛博拉·罗伯茨、伊利尔·雷歇夫、热奈·诺曼、吉奥·贝尼忒、威尔·瑞福、蕾贝卡·贾维斯、肯尼斯·莫顿、玛吉·茹里、詹姆斯·朗曼、西蒙·斯温克、阿尔贝托·厄瑟、瓦奈莎·韦伯、莫妮卡·埃斯科贝多、托尼·莫里森、埃里克·琼斯、克里奥佩特拉·安德莉亚迪斯、泰勒·罗德斯、艾米·海顿，还有很多很多人，感谢你们对这份我无比热爱的工作所做出的贡献，也感谢你们在我热情洋溢地推进写书进度所给予我的支持（包括有时候要在直播录制过程中替我看孩子）。我要特别感谢凯蒂·丹达斯、大卫·黑切尔、卡特·麦肯兹、珊妮·提安娜贝索、泰瑞·莫兰、茉莉·沙克尔、乔西·阿斯彻、凯特·弗伦、马特·克莱本、梅根·休斯、海蒂·詹森、梅利莎·凯西娅、克里斯托夫·卢姆斯顿、凯尔·麦肯兹、奥尔加·德劳兹、欧丽薇亚·法萨诺、蕾切尔·海因、大卫·梅里尔、阿玛莉·米切尔、嘉比·里维拉、D. J. 卡宁汉姆、凯莉·加里恩、约瑟琳·卡斯特罗、戴维·梅尔尚、吉姆·沃杰奇、丹尼埃尔·皮克、希拉·爱德华兹、弗拉维欧·贾沃尔、拉费尔·希梅内斯、保罗·法拉科内、丹第·多丁、丽莎·克里斯顿，以及美国广播公司新闻直播组"大家庭"当中的其他人。我还要特别感谢科特·维拉罗莎，感谢她为了本书成书所付出的辛苦努力。

我要感谢《睡眠瘾人》（*The Sleep Junkies*）播客团队，听你们的播客节目是我最喜欢的调查形式之一，而且在我写作本书的过程中，你们的节目为我提供了数不胜数的灵感。

戴安娜、艾琳、罗丝、惠特尼、维多利亚，感谢你们充当我的智囊团，总是伴我左右，随时为我出谋划策，帮我做出大大小小的决定。要是没有了你们，本书的封面以及我整个的生活都会大不相同。

最后，我要感谢我的家人们，不管是血亲还是姻亲，我就不一一点名感谢了（一方面是为了保护隐私，另一方面是因为要感谢的人实在是太多了），但是在我从小到的过程中，你们确实为我做了太多太多，甚至包括为了让我安睡而在窗户上贴黑色垃圾袋这种小事。我确实没法再要求更多了。感谢你们教会了我真正的爱是什么样子的，并且将之展现在了我的面前。我还要专门感谢一下我的父母。我在工作中的道德、我的价值观，以及所以那些使得我得以成为现在这个模样的东西，都来自于你们，都得益于你们所教导我的种种道理。你们的睡眠问题，以及我自己的睡眠问题，也激发了我想要写这本书的愿望，并且你们给我带来的启发远远不止于此。单单一句感谢不足道尽我心中感激。

我希望我已经能够让你们所有人都为之骄傲了——我也希望我能够在你们的睡眠问题上帮上忙！

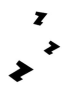